未来
请把健康置顶

朱航◎著

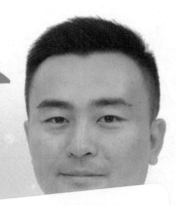

U0385938

黑龙江科学技术出版社
HEILONGJIANG SCIENCE AND TECHNOLOGY PRESS

图书在版编目（CIP）数据

未来，请把健康置顶 / 朱航著 . -- 哈尔滨：黑龙
江科学技术出版社，2024.12. --ISBN 978-7-5719-
2676-2

Ⅰ . R193

中国国家版本馆 CIP 数据核字第 2024PY4975 号

未来，请把健康置顶

WEILAI，QING BA JIANKANG ZHIDING

作　　者	朱　航	
责任编辑	马远洋	
封面设计	正尔图文	
出　　版	黑龙江科学技术出版社	
	地址：哈尔滨市南岗区公安街 70-2 号　邮编：150007	
	电话：（0451）53642106　　　　传真：（0451）53642143	
	网址：www.lkcbs.cn	
发　　行	全国新华书店	
印　　刷	三河市人民印务有限公司	
开　　本	710 mm × 1000 mm　1/16	
印　　张	15.75	
字　　数	190 千字	
版　　次	2024 年 12 月 第 1 版	
印　　次	2024 年 12 月 第 1 次印刷	
书　　号	ISBN 978-7-5719-2676-2	
定　　价	58.00 元	

PREFACE 序言

　　在人生的漫漫长路中，健康宛如那熠熠生辉的北极星，始终指引着我们奔赴幸福美满的方向。身处这个快节奏、高压力的时代，人们在追逐梦想与希望的征程里，常常不自觉地疏忽了这最为珍贵的财富 —— 健康。正因如此，朱航精心撰写的这本健康科普书籍，恰似一场及时雨润泽心田，为我们在错综复杂的健康迷宫里点亮了明灯。

　　翻阅此书，最先触动我的是字里行间满溢的专业与严谨。作者凭借深厚的医学造诣以及丰富的临床实践经验，将艰涩难懂的医学知识巧妙拆解，化繁为简，逐一呈现在读者眼前。无论是晦涩的生理病理机制，还是令人心生畏惧的病症剖析，皆以通俗易懂、生动鲜活的笔触娓娓道来。复杂的人体生理系统，在作者的妙笔下，幻化成一支训练有素、协同作战的精锐军队，各司其职守护健康堡垒；难缠的慢性疾病成因与防治要点，通过病因及症状的描述，清晰勾勒出应对路径，让毫无医学背景的普通人也能轻松领会，恰似拥有一位贴心的私人医生，随时在旁耐心解惑。

　　然而，这本书的价值绝非局限于知识的传递，更在于它对日常生活细致入微的关切。它从晨起的第一杯水、一顿营养均衡的早餐起始，延展至日间的高效工作作息调适、适度运动窍门，乃至夜幕降临时的优质睡眠秘诀，全方位、无死角地渗透进生活的每一处褶皱。书中给出的实用建议，绝非遥不可及的理论空谈，而是切实可行、举手投足便能融入日常的行动指南。

　　尤为难能可贵的是，此书字里行间流淌着对人性的温暖洞察与体恤。作者深知人们在健康征途上的种种挣扎与惰性，故而在劝诫之余，更注重激励与陪伴。

温馨小贴士仿若老友轻声叮嘱，时刻提醒着我们珍视健康点滴。它不只是在传授知识，更是在携手读者一同重塑健康观念、培育健康习惯，赋予我们主宰自身健康命运的力量。

在这个信息爆炸却又良莠不齐的时代，健康科普读物琳琅满目，然而佳作难觅。《未来，请把健康置顶》这本健康科普书籍脱颖而出，凭借的是求真务实的态度、深入浅出的方式以及对读者赤诚的关怀。无论你是风华正茂、拼搏奋进的青年，担忧健康隐患悄然来袭；还是已然历经岁月沧桑、渴望颐养天年的长者，期望提升生活品质；抑或是肩负家庭健康重担的中流砥柱，此书都无疑是案头必备、枕边良友。

此刻，捧起这本书，便是握住了通往健康生活的入场券，让我们紧随作者的指引，一步一个脚印，踏出坚实有力的健康之路，去拥抱活力充沛、光芒万丈的未来人生。愿每位读者皆能从书中汲取智慧养分，让健康之花在生命旅程中灼灼盛放。

中国人体健康科技促进会结构性心脏病专业委员会主任委员

中国老年保健医学研究会心脏学会主任委员

张玉顺

PREFACE 前言

在这个快节奏、高压力的时代，健康似乎成了最容易被忽视的"奢侈品"。大家忙于工作，疲于奔命，在日复一日的奔波中，往往不自觉地将健康放在了次要的位置。然而，当身体终于不堪重负，发出警告时，我们才恍然大悟：原来，健康才是最宝贵的财富，没有了它，一切成就和追求都显得那么苍白无力。于是，我们萌生了写一本关于健康管理的书的念头。我们希望，这本书能像一盏明灯，照亮大家走上健康生活的道路，提醒大家在忙碌之余也要懂得关爱自己，将健康置顶。于是，《未来，请把健康置顶》这本书诞生了。

近年来，我们身边不乏因忽视健康而付出沉重代价的例子：有的人因长期熬夜、饮食不规律，年纪轻轻就患上了严重的胃病，生活质量大打折扣；有的人因为缺乏运动、体重超标，最终不得不与高血压、糖尿病等慢性疾病长期抗争，身心俱疲。他们在事业蒸蒸日上之时，却因突如其来的重病或意外，让一切化为泡影。

这些令人痛心的例子，让我们深切地感受到，健康不是可以随意挥霍的资本，而是需要我们用心呵护的"宝藏"。事实上，许多病痛完全可以通过科学的预防与保健手段来避免。通过对身体的深入了解和日常的健康管理，我们可以有效地减少疾病的发生，提升生命的质量，让每一天都充满活力与色彩。我们希望，通过这本书，读者能够认识到健康管理的价值，学会如何在日常生活中实践健康的生活方式，从而拥有更加健康、美好的生活。

本书是一本知识性与实用性相结合的书，书中内容不仅涵盖了人体机能，引领读者探索身体的奥秘，还详细地介绍了常见病的自我疗法，让读者在面对日常不适时能够游刃有余。更重要的是，本书提供了远离致命疾病的科学预防策略，帮助读者构建起坚实的健康防线。这些内容既全面又贴近生活，无论是对于想要深入了解身体机能的读者，还是希望掌握一些实用健康技巧、提升自我保健能力的朋友，本书都是一个不可多得的宝贵资源，能够满足不同读者的多样化需求。

除此之外，本书科学性与通俗性并重。在撰写本书的过程中，我们始终秉持着科学严谨的态度，不遗余力地追求每一个健康观点的准确性和权威性。同时，我们也深刻认识到，健康知识的传播不应受限于专业壁垒，而应广泛惠及大众。因此，在撰写过程中，我们尽量采用通俗易懂、贴近生活的语言来阐述复杂的医学概念，力求让每一位读者，无论是否具备医学背景，都能轻松理解并掌握这些重要的健康知识。我们希望通过这种方式，帮助读者将所学知识转化为日常生活中的实际行动，从而真正实现健康生活的目标。

另外，本书把前瞻性与现实性相融合。在撰写本书的过程中，我们不仅密切关注了当前普遍存在的健康问题，还着眼于未来，积极探讨了一些新兴的健康理念和长寿秘诀。我们深知，在这个日新月异的时代，健康管理也需要与时俱进。因此，书中特别强调了定期体检作为构建健康防线的重要性，帮助读者认识到，只有及时了解自身的健康状况，才能有针对性地采取预防措施，避免疾病的发生。同时，我们也深入探讨了如何通过简单的生活方式进行身体调整，如合理饮食、规律运动、良好心态等，来实现长寿人生的可能。

我们编写本书的目的是让读者在日常生活中掌握必要的健康知识，做到自我防护，从而减少疾病对生活质量的影响。同时，我们也希望通过这本书传递一个简单而深刻的理念：健康是掌握在自己手中的。只有把健康置于生活的优先级，我们才能享受更加长久和高质量的生命。

　　在这个充满挑战和不确定性的世界，健康是我们最宝贵的财富。然而，健康并非天赐，而是需要我们每个人用心去维护。《未来，请把健康置顶》不仅是一本书，更是一位忠实的健康顾问，它将为你提供科学的指导，让你在纷繁的生活中找到属于自己的健康之路。如果你愿意在忙碌的生活中抽出片刻翻阅这本书，你会发现，健康其实离我们并不遥远，它就在我们的每一个决定和每一次选择之中。

　　让《未来，请把健康置顶》成为你的随身伴侣，在这本书的指引下，开启一段充满活力与健康的旅程吧。因为，我们相信，健康的生活才是最好的生活，而这本书，将帮助你在余生的每一天都保持健康的状态。

　　健康之路，从这本书开始。

CONTENTS 目录

第一章 了解不可思议的人体

人体由数以万亿计的细胞组成，这些细胞通过复杂的生物化学反应和信号传递机制相互协作，形成了我们身体的各种组织和器官。从微观的细胞到宏观的器官系统，人体的结构层次多样且高度组织化。

第二章 可以自己搞定的常见病

许多常见病是可以在家自行缓解或治疗的，前提是要了解这些症状的成因以及掌握适当的缓解方法。了解自己的身体，知道如何处理这些常见病，可以减少很多不必要的麻烦。再加上日常的正确护理，就能更好地照顾自己的身体，保持健康的生活状态。

第三章   远离那些要命的疾病

国家卫健委公布报告显示，我国人口死亡原因中近九成由慢性病所致，慢性病致死率已居全国总死亡率之首。高血压、高脂血症、癌症等都属于慢性病范畴。那么，日常生活中，我们如何做才能远离这些疾病，享受健康人生呢？

第四章   急救比医生快一步

"急救比医生快一步"这句话强调了急救在紧急情况下的重要性和紧

迫性。在紧急情况下，特别是在医生无法立即到达的场合，及时的正确的急救措施可以挽救生命、减轻伤害或防止病情恶化。掌握正确的急救方法，可以在关键时刻挽救一个人的性命。

第五章 不可不知的常备用药常识

生活中难免会遇到一些突发状况，如头痛、发热、轻微创伤等。备有常用药品和急救用品，可以在第一时间进行处理，减轻病痛，防止病情恶化。对于某些紧急情况，如划伤、烫伤、跌倒等，家庭备药也能起到关键的急救作用。

第六章 定期体检是健康的防线

许多疾病在早期阶段并没有明显的症状，但随着时间的推移，病情可能会逐渐恶化。通过定期体检，可以在疾病尚未出现明显症状时及时进行诊断和治疗，从而大大提高治愈率和生存率。

第七章　健康只在一念间

　　健康意识乃是守护健康的基石。唯有深刻认识到健康的价值所在，我们方能自发地留心自身体质变化，积极践行预防为主的理念，采取有效措施预防疾病，促进身心全面健康，为美好生活奠定坚实的基础。

第八章　长寿人生的小秘诀

　　在追求幸福与满足的人生旅途中，长寿无疑是许多人向往的目标。它不仅代表着岁月的悠长积淀，更是身心健康与蓬勃活力的展现。然而，值得注意的是，长寿并非轻易可得，而是良好生活习惯与积极乐观态度的共同结晶。

第一章 了解不可思议的人体

人体由数以万亿计的细胞组成，这些细胞通过复杂的生物化学反应和信号传递机制相互协作，形成了我们身体的各种组织和器官。从微观的细胞到宏观的器官系统，人体的结构层次多样且高度组织化。

消化酶：促进食物分解的"导弹"

中国有句老话"十人九胃病"，胃病在我国是一个常见病，其症状包括吃完饭肚子胀、打嗝、肚子痛、恶心呕吐，胃灼热和反酸等这些不适症状反反复复，总也治不好。

消化酶是一组广泛的酶，它能够分解食物中的大分子物质（如蛋白质、脂肪、淀粉和纤维素等），使其转化为人体可吸收的小分子物质的酶。

消化酶主要由消化腺和消化系统分泌，包括唾液腺、胃腺、胰腺等。其中，唾液淀粉酶在口腔中发挥作用，而胃蛋白酶、胰蛋白酶、胰脂肪酶等则在胃部和小肠中发挥作用。

消化酶的种类

蛋白酶：包括胃蛋白酶、胰蛋白酶等，能够水解蛋白质肽链。

脂肪酶：具有多种催化能力，能够催化体内多余的三酰甘油，将其水解成甘油及脂肪酸。

淀粉酶：能够水解淀粉及糖原，主要分布在唾液和胰脏中。

纤维素酶：主要作用是降解纤维素，并生成葡萄糖。

消化酶的工作机理

作用机制：消化酶在食物刺激后转化为有活性的消化酵素，才能发挥其作用。这些酶能够将食物中的大分子物质分解为小分子物质，如氨基酸、葡萄糖、脂肪酸等，以供人体吸收利用。

消化酶不足的表现

消化不良：消化酶缺失会影响食物的消化过程，导致消化不良，可能出现腹胀、腹泻、胃痛、嗳气等症状；腹泻可能伴有水样便和频繁排便等。

食欲不振：消化酶缺失可能导致食物消化困难，进而影响食欲，使人感到食欲不振，缺乏饥饿感，甚至可能对食物产生厌恶感。

营养不良：消化酶缺失会导致食物中的营养成分难以被人体吸收，进而引起营养不良，长时间的营养吸收障碍可能进一步导致低蛋白血症。

腹胀与腹泻：消化酶缺失会导致食物在肠道内停留时间延长，肠道内的细菌会分解未消化的食物，产生胀肚和腹泻等症状。

免疫力下降：消化酶缺失会影响身体的免疫系统，导致免疫力下降。病人可能容易感冒、感染疾病等。

消化酶不足怎么办

消化酶不足	**饮食调整** 增加膳食纤维摄入：膳食纤维有助于建立良好的排便习惯及维持正常肠道菌群平衡，促进食物的消化吸收。 调整饮食结构：减少高脂食物摄入，特别是对于慢性胆囊炎病人，避免加重胆囊负担。 少食多餐：避免暴饮暴食，减轻消化系统的负担，有助于消化酶的调整
	补充消化酶制剂 选择合适的消化酶制剂，药物中含有多种消化酶成分，如淀粉酶、蛋白酶等，可帮助分解食物分子至易被人体吸收状态
	生活习惯改善 准时吃饭，一日三餐，每餐七八分饱，减轻消化系统的负担。避免食用可能加重胃肠负担的食物：如辛辣、油腻食品。 摄入含消化酶的食物，新鲜蔬菜、发酵食品（如甜面酱、米醋、米酒等谷物发酵制品，豆类发酵制品和乳类发酵制品）等富含消化酶，可适量摄入

注意事项：避免自行购买药物，消化酶制剂应在医生指导下使用。定期复查，对于需要长期治疗的病人，建议定期复查以监测病情变化。

日常保健改善消化不良

推拿按摩是一种中医特色疗法，通过特定的手法和穴位刺激，帮助改善消化不良的症状。常用穴位及手法：

揉中脘：中脘穴位于肚脐上 4 寸，即肚脐和剑突下连线的中点，腹部的正中线上。

方法：用掌根部或者是大鱼际、小鱼际进行按揉，按揉 1 ~ 2 分钟。

注意：若胃有怕凉的情况，可先把手心搓到发热，然后放到腹部按摩。

揉天枢：天枢穴位于上腹部，肚脐左右两侧三指宽处。

方法：用拇指或中指按揉 1 ~ 2 分钟，有增强胃肠蠕动的功效。

揉四缝：四缝穴位于第 2 ~ 5 手指掌面，中间指关节的中央。

方法：用手指甲点压这个关节面 5 ~ 10 次，力度以病人耐受为度。

按足三里：足三里穴位于腿膝盖骨外侧下方凹陷往下约四指宽处。

方法：一般按揉足三里 2 ~ 3 分钟，可以健脾、益气、消食、导滞。

腹部按摩：用两手的手掌重叠，以脐为圆心，在中下腹沿顺时针方向按摩，然后做腹式呼吸。

食物对消化的影响

食物的色、香、味、形在消化过程中起着不可忽视的作用，它们能够直接影响消化效率。

食物的颜色：暖色调（如红色、黄色、橙色）的食物可以增加食欲和消化能力；冷色调（如蓝色、紫色、黑色）可能会抑制食欲和消化能力。

食物的香气：食物的香气可以显著刺激胃液的分泌，增加胃肠蠕动，促进消化液的分泌和食物的消化吸收。

食物的味道：食物的味道通过刺激舌头上的味蕾来影响消化。

食物的形状和体积：食物的形状和体积大小也会影响消化效率。

胃：对食物进行搅磨

胃是人体消化系统中的一个重要器官，主要功能是临时储存、分解、初步消化摄入的食物。胃可吸收酒精和少量的水分，绝大部分的食物在小肠内被吸收。

胃的位置和结构

胃位于人体上腹部，介于食管和十二指肠之间。它是一个空腔脏器，形状和大小因个体差异和食物充盈程度而异。胃主要由贲门、胃底、胃体和幽门四部分组成。

胃的基本功能

储存食物：胃能够容纳和储存进嘴后的食物，以供机体慢慢消化和吸收。

消化食物：胃通过分泌胃液（包括胃酸、胃蛋白酶等）来初步消化食物中的蛋白质和其他营养物质。

排空功能：胃的蠕动可以将食物与胃液混合，形成食糜，并缓慢地将食糜推入十二指肠。

胃部的常见病

慢性胃炎：慢性胃炎是消化内科的常见病和多发病，主要特征是胃黏膜的慢性炎症。

胃溃疡：胃溃疡是一种常见的消化系统疾病，指胃内壁出现溃疡。典型表现为胃部疼痛、食欲下降、体重减轻等，严重者可能出现胃穿孔或胃出血。

胃息肉：胃息肉是胃黏膜表面突起的乳头状组织，通常较小，无明显症状。

如何防止胃病的发生

少食多餐，避免暴饮暴食，控制每餐的进食量，多选择天然新鲜的食物，避免过于粗糙和加工过度的食品；多吃富含维生素的食物，如新鲜蔬菜水果，以满足胃的健康需求；避免过冷、过热、过硬、辛辣刺激、油炸熏制腌制食物，减少对胃的刺激；尽量低盐少调料，减少对胃黏膜的刺激。

进行适量运动，如慢跑、散步、快走等，有助于促进胃肠道蠕动，提高消化能力，增强身体的抵抗力。

调节情绪，避免紧张、焦虑、恼怒等不良情绪，这些情绪可能导致胃酸分泌过多，增加患胃病的风险；保持积极向上的生活态度，通过心理咨询、运动等方式把负面情绪发泄出来。

戒烟限酒，吸烟和过量饮酒都会对胃黏膜造成损害，应尽量避免。

避免药物刺激，注意药物对胃的刺激，避免长期服用对胃黏膜有损伤的药物，如非甾体类消炎药等。如果必须使用，应在医生的指导下使用，并可能需要同时使用保护胃黏膜的药物。

养胃的中医护理

穴位按摩

可选择足三里穴、中脘穴、内关穴、胃俞穴等穴位进行按摩。

足三里穴：位于小腿外侧，膝盖下 3 寸（大约四指宽）处。

中脘穴：位于人体上腹部，前正中线上，脐中上 4 寸（大约五指宽）处。

内关穴：位于掌横纹上 2 寸，两条肌腱中间。

胃俞穴：胃俞穴是足太阳膀胱经的一个穴位，位于背部，第 12 胸椎棘突下，后正中线旁开 1.5 寸处。

按摩方法：用拇指或中指指腹按压穴位，力度适中，每次按摩 5 ～ 10 分钟，每天进行 1 ～ 2 次。

艾灸可以温通经络，散寒祛湿，对胃部保健有一定的效果。可选择足三里穴、中脘穴等穴位进行艾灸治疗，但需注意操作方法和安全事项。

注意事项

力度适中，避免过度用力或用力不足。

按摩时间不宜过长，每个穴位一般按摩几分钟即可。

若在按摩过程中出现不适，应立即停止并寻求专业医生意见。

养胃食物有哪些

奶制品	牛奶：味甘、性平，归肺、胃经，具有补肺胃、生津液、润大肠的功效。近代研究发现牛奶可用于治疗消化性溃疡病和习惯性便秘
	酸奶：富含益生菌，有助于维持肠道菌群平衡，促进胃肠蠕动，预防便秘和胃炎等消化问题
粥类	粥类食物易于消化，尤其八宝粥含有丰富的营养。小米粥、大米粥、山药粥：具有养胃功效，并且比较容易被身体消化吸收
汤水	汤水类，尤其是蔬菜汤，对胃有益。避免油腻的肉汤，因为肉汤可能含有较多酸性物质
主食	面条：相对于米饭，面条更为养胃，因为其酸性物质较少
	粳米：又名大米，具有补中益气、健脾和胃的功效
	玉米：性味平、甘，入脾、胃经，有健脾和健胃之功效
水果类	苹果：性凉、味甘，能健脾补气益胃，生津润燥
	橙：富含维生素 C，有助于促进肠道蠕动和保护胃黏膜
	石榴、木瓜：能起到养胃的作用，并缓解胃酸过多引起的泛酸等症状
蔬菜类	包心菜：具有健脾养胃、缓急止痛、解毒消肿、清热利水的作用
	菠菜：能润燥养肝、益肠胃、通便秘
	南瓜：能补中益气、消炎杀菌、止痛，含有的果胶可以"吸附"细菌和有毒物质
	胡萝卜：有治疗消化不良和健脾的功效
坚果类	花生、核桃、板栗等坚果类食物，对胃有养护作用
其他食物	姜片、土豆、红薯等都有一定的养胃效果

小肠：百转千回的消化器官

小肠位于腹腔内，是消化管中最长的一段，全长 5 ~ 7 米。它上端连接胃的幽门，下端通过阑门与大肠相连。小肠分为十二指肠、空肠和回肠三部分，是食物消化吸收的主要场所。

小肠结构和功能

十二指肠：十二指肠是小肠的起始部分，全长 20 ~ 25 厘米，管腔较粗，位置固定。它上接胃的幽门，下接空肠，并包绕在胰头周围。

空肠：空肠位于腹腔左上侧，即左腰区和脐区，下端连接回肠。空肠肠腔较宽，壁较厚，黏膜有许多高而密的环状皱襞。

回肠：回肠位于右下腹部，即脐区、右腹股沟区和盆腔内，下端通过回盲瓣连接盲肠及升结肠。回肠肠腔较窄，黏膜皱襞低而稀，至远端消失。

小肠的主要功能是消化和吸收。它接收来自胃的食糜，通过胰液、胆汁和小肠液的化学性消化以及小肠运动的机械性消化，将大分子物质转变为小分子物质，如葡萄糖、氨基酸和脂肪酸等，然后被小肠黏膜吸收，进入血液或淋巴系统。此外，小肠还具有内分泌功能，对消化腺及小肠的上皮、内分泌功能及运动功能具有重要的调节作用。

比较常见的疾病

炎症与感染性疾病：急性小肠炎，由细菌、病毒、寄生虫等感染引起，主要表现为腹痛、腹泻、恶心、呕吐等症状。

克罗恩病：一种慢性非特异性肠道炎症性疾病，可累及小肠任何部位，主要表现为腹痛、腹泻、体重下降等。

功能性失调：肠易激综合征是一种功能性肠道疾病，主要表现为腹痛、腹泻、便秘等症状，其发病与肠道动力异常、内脏敏感性增高等因素有关。

除此之外，还有肠梗阻、肠穿孔等疾病。

不可不重视的高发人群

患有小肠腺瘤、克罗恩病、乳糜泻、消化性溃疡等疾病的人群。

饮食习惯不好的人，大量食用脂肪含量高、纤维素含量低的食品，这种饮食习惯可能增加小肠疾病的发病率。

不良生活习惯者，吸烟和过量饮酒的人群，其小肠健康也可能受到影响，这些不良习惯可能损害小肠黏膜，导致炎症或病变；还有遗传因素、性别因素等都可以导致小肠病变。

小肠的日常养护

1. 饮食调理

膳食结构合理，食物应新鲜、多样化，确保膳食纤维的充足摄入。推荐食用富含膳食纤维的食物，如谷类（大米、小米、玉米等）、蔬菜类（芹菜、西红柿等）、水果类（桂圆、苹果、香蕉等）以及豆类等。

增加易消化、营养价值高的食物摄入，如山药、银耳等，减少高脂肪、高纤维食物的摄入，尤其是那些可能刺激肠道、加重小肠负担的食物。

水分充足，喝足够的水是确保肠道健康的关键。水有助于消化食物，确保消化系统正常运作，并保持大便的通畅。

2.穴位按摩

小肠经穴位及按摩方法

小海穴：位于肘关节部位，如鹰嘴状，按摩此穴可改善关节疾病，增强消化能力，去燥火，强健脾胃。

按摩方法：用拇指或掌根轻轻揉按小海穴，每次持续数分钟，每日可进行数次。

前谷穴：位于小指尺侧，第五掌指关节前方，掌指横纹端凹陷处。按摩此穴可缓解头痛、目痛、耳鸣、咽喉肿痛等症状。

按摩方法：用拇指或食指指腹按揉前谷穴，每次持续数分钟，每日可进行数次。

支正穴：位于前臂背面尺侧，当阳谷与小海的连线上，腕背侧远端横纹上5寸。按摩或针灸此穴可缓解头痛、目眩、颌肿、指痛、项强、肘臂酸痛等症状。

按摩方法：用拇指或中指指腹按揉支正穴，每次持续数分钟，每日可进行数次。

注意事项

按摩时力度不宜过重，每次按摩持续数分钟，每日可进行数次，根据个人情况调整。按摩手法应轻柔、有节奏，避免过于粗暴或生硬。按摩时应以舒适为主，如出现不适或疼痛，应及时停止按摩并咨询医生。

3.良好的生活习惯

保持规律的作息时间，按时吃饭，避免暴饮暴食。这有助于建立正常的排便习惯，维护肠道健康。

适度运动，每周至少进行150分钟的中等强度运动，如慢跑、游泳、跳绳等。运动可以促进肠道蠕动，加速肠道内食物残渣的排出，清洁肠道，并提高免疫力。

调节情绪，保持良好的心态和情绪对肠道健康也很重要，压力和焦虑可能使肠道功能紊乱，引发便秘、腹泻等症状。

肝脏：消化的重要参与者

肝脏是人体内最大的实质性器官，位于右上腹，横跨左右两个肋骨区域。肝脏的形状类似一个三角形，表面平滑且质地柔软。其颜色通常为红褐色，质地坚韧而有弹性。

肝脏的功能

代谢功能	肝脏是体内最重要的代谢器官之一，参与蛋白质、脂肪和糖的代谢，维持人体的营养和能量需求
解毒功能	肝脏可以转化和降解体内的有毒物质，如药物、酒精等，减轻对身体的损害
分泌胆汁	肝脏可以分泌胆汁，胆汁有助于脂肪的消化和吸收
造血和凝血功能	肝脏是红细胞生成的场所之一，并且合成多种凝血因子，参与血液凝固过程
免疫功能	肝脏内含有多种免疫细胞，具有清除细菌和病毒的作用

肝脏方面常见疾病

肝炎：指肝脏炎症性疾病，包括病毒性肝炎、酒精性肝炎、药物性肝炎等。

脂肪肝：由于脂肪在肝脏内过度沉积导致的疾病，可分为酒精性脂肪肝和非酒精性脂肪肝。

肝硬化：肝脏长期受损后导致的结构和功能障碍性疾病，通常由肝炎、脂肪肝等疾病发展而来。

肝癌：肝脏的恶性肿瘤，包括肝细胞癌、胆管细胞癌等。

肝囊肿和肝血管瘤：肝脏内的良性占位性病变，通常无明显症状，但较大的病变可能影响肝功能。

肝病的高发人群有哪些

病毒性肝炎，包括甲肝、乙肝、丙肝、丁肝、戊肝等，具有传染性。其中，甲肝和戊肝主要通过消化道传播，而乙肝、丙肝、丁肝则主要通过血液传播。因此，经常在外用餐或与肝炎病人接触的人群，以及经常输血或共用肝炎病人静脉注射器的人群，属于肝病的高风险人群。

长期大量饮酒会增加肝脏负担，对肝脏造成直接损害。一般来说，每天饮高浓度酒超过 150 毫升，连续五年以上，即可导致肝损伤，进而发展为酒精性脂肪肝、酒精性肝炎或酒精性肝硬化。

生活习惯不佳，如缺乏运动、偏好荤食，这些习惯容易导致脂肪在肝脏内沉积，进而形成非酒精性脂肪肝。此外，过度劳累、熬夜等不良生活习惯及脾气暴躁也可能加重肝脏负担，增加患肝病的风险。

长期服用药物的人，尤其是降脂药、降糖药、降压药、抗结核药、抗癌药等，可能导致肝脏损伤，引发药物性肝炎。

家族遗传史也是肝病的一个重要风险因素。有家族性肝病的人，如自身免疫性肝炎、肝豆状核变性等，其遗传概率会增加。特定人群：老年人、孕妇、糖尿病病人、化疗病人等都是肝病高发人群。

中医养肝

中医认为，"药食同源"，饮食是养护肝脏的重要手段。日常饮食应以清淡为主，多食富含蛋白质、维生素和矿物质的食物，如鱼肉、鸡肉、蔬菜、水果等。同时，要适量摄取碳水化合物，如五谷杂粮，以保持能量的供给。避免食用油腻、辛辣、腌制、烧烤等刺激性食物，以免加重肝脏负担。此外，中医还强调"食疗"的重要性，如适量食用具有养肝护肝作用的食物，如枸杞、菊花、猪肝等。

良好的生活习惯对肝脏健康同样至关重要。首先，要保持规律的作息，保证充足的睡眠时间，晚上 11 点至凌晨 3 点是肝胆自然排毒和修复的时间段，应确保此时段的良好休息。其次，要避免长时间劳累，合理安排工作与生活，以减轻肝脏的压力。同时，要戒烟限酒，烟草和酒精对肝脏都有损害作用，应尽量远离。

中医认为，"怒伤肝"，情绪对肝脏健康有重要影响。因此，要保持积极乐观的心态，避免长时间处于愤怒、抑郁等不良情绪中。当遇到问题时，要学会冷静思考，寻求合理的解决方法，以减轻肝脏负担。

中医推拿护肝妙招

常用穴位：太冲穴是一个重要的穴位，位于足背侧，第一、二跖骨结合部之前凹陷处。经常按揉太冲穴，有助于改善肝火旺的问题，缓解口臭、口干，以及改善心情烦躁的现象。

按摩手法：应用适当的力度按压穴位，并做圆周运动，以加强对穴位的刺激，按摩时应保持手法均匀、柔和，避免过于用力或操作不当。

注意事项

按摩操作前，应确保双手干净、温暖，避免刺激皮肤；按摩时应根据自身情况选择适当的按摩时间，避免过度按摩导致肌肉疲劳；如有特殊情况（如怀孕、皮肤破损等），应在专业医师的指导下进行按摩操作。

中医认为，人体与自然界是一个整体，肝脏的养生也应顺应四季变化。春季是养肝的好时机，应注重调畅肝气；夏季要注意心火对肝脏的影响，保持情绪稳定；秋季应润燥养肝，避免秋燥伤肝；冬季则需藏精养肝，确保有足够的休息和营养。

肺：气体交换中转站

肺是人体重要的呼吸器官，也是气体交换的主要场所，它位于胸腔内，左右各一，覆盖于心之上。肺有分叶，左二右三，共计五叶。肺通过肺系与喉、鼻相连，因此喉被称为肺之门户，鼻被称为肺之外窍。

肺的主要功能

呼吸作用：肺是气体交换的主要场所，通过呼吸作用，将空气中的氧气吸入体内，同时将体内的二氧化碳排出体外，以维持人体正常的新陈代谢。

宣发与肃降：肺主宣发，指的是肺气具有向上、向外布散的作用；肺又主肃降，指的是肺气具有向内、向下清肃通降的作用。宣发与肃降相互协调，共同保证人体气机的升降出入运动得以正常进行。

通调水道：肺主通调水道，指的是肺气的宣发肃降作用推动和调节全身水液的输布和排泄，即所谓"肺为水之上源"。

肺部的常见疾病

肺炎：指终末气道、肺泡和肺间质的炎症，可由病原微生物、理化因素、免疫损伤、过敏及药物所致。细菌性肺炎是最常见的肺炎，也是最常见的感染性疾病之一。

慢性阻塞性肺疾病：一种常见的以持续气流受限为特征的可以预防和治疗的疾病。

肺结核：由结核分枝杆菌感染引起的慢性传染病，可侵入许多脏器，以肺部结核感染最为常见。

肺部疾病的高发人群

吸烟是导致肺癌等肺病的主要高危因素。烟草中的化学物质，特别是焦油和尼古丁，具有致癌作用，长期大量吸烟会显著增加肺病的风险。长时间处于二手烟环境下，同样会吸入有害物质，增加患肺病的风险。

从事工业生产等职业的人，如果工作环境恶劣，长期接触有害物质（如粉尘、有害气体等），这些物质会对肺部健康造成损伤，增加患肺病的风险。

生活在工厂附近、交通繁忙区域等环境污染严重的地方，空气中可能含有高浓度的粉尘、颗粒和有害气体，长期吸入这些污染物会增加患肺病的风险。

熬夜会影响身体的正常代谢和免疫功能，导致身体抵抗力下降，从而增加患肺病的风险。

中医养肺

1. 饮食养肺

白色食物：中医认为白色入肺，多食白色食物可以补肺，如百合、银耳、荸荠、山药、秋梨、芡实、蜂蜜等，这些食材具有滋阴润肺的作用。冰糖银耳汤、黄精秋梨汤、雪梨膏、百合莲子汤、芡实山药羹等，有养阴润肺的效果。

滋阴润燥食物：适当食用滋阴润燥的食物，有助于调节体内阴阳平衡，减轻肺燥症状。如适当食用鸭肉、鸡肉、猪肉等肉类，以及海带、紫菜等海产品。

2. 情志调肺

中医认为，"悲则气消"，因此过度悲忧可使肺气抑郁，意志消沉，继而耗伤肺气。因此，保持心情舒畅，避免过度悲忧，是养肺的重要环节。"常笑宣肺"，因此欢笑可以调畅人体气机，增强肺功能。

3. 运动健肺

适当运动，如慢跑、爬山、打太极拳、打八段锦等，可以增进肺的功能，并激发人体的御寒能力，预防感冒的发生。

4. 环境养肺

不要在空气污浊的地方长期逗留，尽量远离烟尘和有害气体。

经常到草木茂盛、空气新鲜的地方进行深呼吸，排出体内的浊气。

循环系统：人体的交通

　　循环系统是人体内一套复杂的生理系统，主要负责通过心脏、血管和淋巴管等器官和组织，将血液和淋巴液在体内循环，以输送氧气、营养物质，排除二氧化碳和代谢废物，进而维持机体内环境的稳定。

循环系统构成

　　循环系统主要由心血管系统和淋巴系统组成。心血管系统包括心脏、动脉、静脉和毛细血管，主要负责血液的循环和输送；淋巴系统则包括淋巴管、淋巴结和淋巴器官，主要负责淋巴液的循环和免疫防御功能。

循环系统功能

　　运输功能：循环系统通过心脏和血管的协同作用，将氧气和营养物质输送到全身各个组织和器官，同时将二氧化碳和其他代谢废物带回心脏，排出体外。

　　分泌功能：心血管系统中的心肌细胞和血管内皮细胞能够分泌多种生物活性物质，如内皮素、血管舒张因子等，参与调节血管的收缩和舒张，维持血压的稳定。

　　免疫保护功能：淋巴系统作为循环系统的一部分，参与免疫应答过程，通过淋巴结和淋巴器官识别并清除入侵的病原体和有害物质，从而维护机体的免疫防线。

循环系统常见病

循环系统是人体的重要组成部分，当循环系统发生疾病时，人体的正常生理功能会受到影响。循环系统中常见的几类疾病，包括心脏疾病、血管疾病、心律失常、瓣膜性疾病以及先天性心血管病。

循环系统高发人群

循环系统高发人群为中老年人。随着年龄的增长，人体的各系统会逐渐退化，包括心脏功能也会受到影响，老年人患循环系统疾病的风险更高。

有先天性心脏病家族遗传史的人群，如兄弟姐妹、父母与子女，同时患先天性心脏病的情况较多，表明遗传因素是一个重要的诱发因素。长期吸烟会导致动脉硬化，增加心脑血管疾病的风险。缺乏运动或长期处于紧张的工作环境中，可能导致自主神经功能紊乱，影响心脏的正常节律，进而增加心律失常的风险。患高血压、糖尿病、高胆固醇血症等疾病的病人等都有可能引发循环系统疾病。

循环系统疾病高发人群在饮食方面应注意：

饮食原则：低盐饮食，减少钠盐的摄入，有助于降低血压和预防高血压性心脏病。病人每天的食盐摄入应逐渐降低至 6 克以下，并避免添加过多的高钠调味品，如味精、酱油、耗油、大酱等。

低脂饮食：减少高脂食品的摄入，特别是饱和脂肪酸和反式脂肪酸，例如，油炸食品、蛋糕、奶酪、半加工食品等应尽量避免。同时，注意烹饪方式，少吃火锅、烧烤等。

均衡营养：保证足够的维生素、矿物质和膳食纤维的摄入，建议多吃新鲜蔬菜、水果和粗粮。可以适当增加饮食中钾元素的摄入，例如橘子、柚子、芹菜、胡萝卜等新鲜的水果、蔬菜，以及红豆、蚕豆等豆类食物。

日常的保健养护措施

坚持有氧运动，如慢跑、快走、游泳等，能够增强心肺功能，提高血液循环效率。建议每天坚持 30 分钟以上的有氧运动。避免久坐不动，长时间久坐不动会导致血液循环减慢，应每隔一段时间起身活动一下。

推拿按摩可以扩张血管、增强血液循环、改善心肌供氧，并对人体的体温、脉搏、血压等产生一系列的调节作用。

搓耳：用两手手掌轻按两耳，上下方向往返推搓，直至耳廓搓红搓热。这种方法可以刺激耳部穴位，有助于聪耳醒神和强身健体。

搓前额：将两手手掌指尖相对放在前额，从中线向两边单方向推搓，每天30 ~ 50 下。此法能清醒神志，延缓"抬头纹"的出现。

搓胸胁：将两手手掌轻按于胸骨和两侧胁肋，做环转的搓摩活动，每个部位每次 50 下，每天可多次进行。此法能增强心肺功能，舒缓情志，调畅情绪。

搓鼻翼：两手食指从眉头正中开始，顺着鼻梁推下来再搓上去，操作至鼻翼微微发红为止。此法可加快鼻部的血液循环，预防感冒和鼻炎。

搓肚子：将手掌轻放于胃脘部，做顺时针或逆时针的推摩。顺时针操作有助于促进排便，逆时针操作则可以起到止泻的作用。

搓后腰：将两手手掌轻按后腰，指尖朝下，做往返的摩擦，时间为 5 ~ 10分钟，将腰部擦热为止。此法能暖肾强腰，预防腰酸腰痛。

搓手足：用两手手心或手背互相对搓至搓红搓热，可刺激手穴，强壮身体。同时，用两手手掌分别搓擦两足底至搓热，有助于提高免疫力和抵抗力，预防感冒和呼吸系统疾病。

中医养生原则

（1）天人合一：顺应自然的四时变化，如春夏养阳，秋冬养阴。

（2）形神共养：既要注意锻炼形体，又要注意保养精神。

（3）动静互涵：要动静相结合，相互作用，使形神都能得滋养。

（4）辨证施养：依据个人的体质状况等进行个体化养生。

心脏：生命的发动机

心脏位于人体胸腔的中部偏左下方，位于两肺之间，横膈膜之上，由心包包裹。其大小通常与个人的拳头相当，重量为 250 ~ 350 克，女性的心脏通常比男性的略小。

心脏的基本结构

心脏是一个强力的肌肉泵，由心肌构成，负责将含氧的血液通过动脉输送到全身各个组织，同时回收各组织排出的含有代谢废物的血液。它包含左心房、左心室、右心房和右心室四个腔室，这些腔室通过瓣膜分隔开来，确保血液的单向流动。

心脏的常见疾病

心脏常见疾病种类繁多，涉及多个方面。冠心病是指由于冠状动脉发生粥样硬化导致血管腔狭窄或阻塞，从而引起心肌缺血、缺氧或坏死的一种心脏病。

心肌病是一组心脏疾病，可分为原发性和继发性心肌病两大类，它们是由于心脏结构和功能异常而导致的。先天性心脏病是指在胚胎发育时期心脏及大血管的形成障碍或发育异常而导致的解剖结构异常。心肌炎是指心肌发生炎症性病变，可由感染、自身免疫反应等多种因素引起。

心脏病的高发人群

心脏病是一类严重影响人类健康和生活质量的疾病，随着年龄的增长，人体各器官的功能逐渐衰退，心脏也不例外。

不良的生活习惯是心脏病的重要诱因之一，长期吸烟、过量饮酒、不健康的饮食习惯（如高脂、高盐、高糖饮食）、缺乏运动等都可能增加心脏病的发病风险。

遗传因素在心脏病的发病中起着重要作用，除此之外，还有疾病、体质、环境污染等都可能对心脏病的发病产生一定影响。

了解心脏常见检查

心电图（ECG）	心电图是记录心脏电活动的图形，通过检测心脏的电位变化来评估心脏功能。心电图主要用于诊断心律失常、心肌缺血、心肌梗死等心脏疾病
动态心电图	动态心电图是一种长时间连续记录心脏电活动的检查方法，通常持续24小时或更长时间。动态心电图能够捕捉到心律失常和心肌缺血的偶发事件，对于心律失常和隐匿性心肌缺血的诊断具有重要意义
动态血压	动态血压监测是通过连续记录血压变化来评估血压水平和波动情况的检查方法。该检查能够反映病人在不同时间段和状态下的血压变化，有助于高血压的诊断和治疗
心脏彩超	心脏彩超是利用超声波技术检查心脏结构和功能的方法，对于心脏瓣膜病、心肌病、先天性心脏病等疾病的诊断具有重要价值
冠状动脉CT	冠状动脉CT是一种无创的冠状动脉成像技术，该技术通过静脉注射造影剂并利用X线CT扫描，可以清晰地显示冠状动脉的形态和狭窄程度
X线胸片	X线胸片是通过X线照射检查胸部结构的影像检查方法。虽然X线胸片主要用于肺部疾病的诊断，但也可以观察到心脏的大小、形态和位置等，对于心脏扩大、心包积液等疾病的诊断具有辅助价值

超声心动图（UCG）	超声心动图是一种利用超声波技术检查心脏结构和功能的检查方法，在功能和应用上与心脏彩超相似
心脏磁共振（CMR）	心脏磁共振是一种无创的影像学检查方法，利用强磁场和射频脉冲来产生心脏的图像，能够清晰地显示心脏的结构和功能，包括心肌、瓣膜、大血管等，对于心肌疾病、心律失常、先天性心脏病等疾病的诊断具有独特优势

心脏的日常保健

中医认为，情志与心脏健康密切相关。过度的情绪波动，如愤怒、忧郁、惊恐等，都可能对心脏造成不良影响。因此，保持心情的平和、宁静，对保护心脏健康具有重要意义。

饮食调养是中医保健的重要方面。对于心脏而言，应多食用有益于心血管健康的食物，如豆类、鱼类、坚果、绿叶蔬菜等，以滋养和保护心脏。同时，应避免过食辛辣、油腻、高盐等食物，以免对心脏造成损害。此外，中医还强调"食疗同源"的理念，认为食物也具有治疗作用。如用红枣、桂圆、莲子等食材煲汤饮用，可以养心安神、补血益气，对心脏健康大有裨益。

气功和太极是中医传统的养生方法，通过调整呼吸、放松身心、锻炼身体等方式，达到增强体质、预防疾病的目的。对于心脏而言，气功和太极可以调和气血、舒缓压力、增强心脏功能。

免疫反应：天然的防御反应

免疫系统是生物体内一个至关重要的系统，它负责识别和排除抗原性异物，以维持机体内环境的稳定和生理平衡。

免疫系统的基本定义与功能

免疫系统是生物体内一个能辨识出"非自体物质"（通常是外来的病菌），并将之消灭或排除的整体工程之统称。它具有免疫监视、防御、调控的多重作用。

首先，它能识别和清除外来入侵的抗原，如病原微生物等，有效防止外界病原体入侵，并清除已入侵病原体及其他有害物质，实现免疫防御功能。

其次，免疫系统能识别和清除体内发生突变的肿瘤细胞、衰老细胞、死亡细胞或其他有害的成分，执行免疫监视任务，同时清除新陈代谢产生的废物以及免疫细胞与病毒战斗后遗留下来的病毒残骸。

最后，通过自身免疫耐受和免疫调节，免疫系统能维持内环境的稳定，修补受损的器官和组织，使其恢复原有的功能。

免疫系统的组成结构

免疫系统主要由免疫器官、免疫细胞和免疫活性物质组成。免疫器官，包括中枢免疫器官（骨髓和胸腺）和外周免疫器官（淋巴结、脾脏、扁桃体等）；免疫细胞，包括淋巴细胞（T细胞和B细胞）、单核巨噬细胞、粒细胞、NK细胞等；免疫活性物质：由免疫细胞或其他细胞产生的发挥免疫作用的物质，包括抗体、溶菌酶、补体、免疫球蛋白、干扰素、白细胞介素、肿瘤坏死因子等细胞因子。

免疫系统的常见病

免疫系统作为人体的"防御部队"，其主要职责是识别和清除外来病原体，保护人体免受感染。然而，当免疫系统出现异常时，就会导致一系列疾病的出现。常见的疾病有：免疫缺陷疾病，如遗传性免疫缺陷综合征；自身免疫病，常见的包括系统性红斑狼疮、类风湿关节炎、干燥综合征等；变态反应性疾病，常见的包括过敏性鼻炎、支气管哮喘、荨麻疹等；感染性疾病，包括感冒、肺炎、乙肝、艾滋病等。

免疫系统疾病的高发人群

有家族病史者：家庭成员中如有确诊的免疫系统疾病病人，由于遗传因素的作用，子女发病风险可能上升。

遗传易感性携带者：某些遗传因素，如人类白细胞抗原基因的多态性，可能增加个体对免疫系统疾病的易感性。

免疫系统功能低下或缺失：这类人群包括先天性免疫缺陷病人和后天因感染、药物误用、营养不良等原因导致的免疫缺陷病人。

特殊职业从业者：因职业暴露风险，接触到辐射或某些有毒物质（如化工原料）的从业者可能面临更高的免疫系统疾病风险。

老年人群和精神压力大的人群都有可能削弱免疫系统的功能，增加患病风险。

免疫系统的日常保健

免疫系统是人体健康的重要防线，为了保持免疫系统的良好状态，日常生活中主要注意以下几个方面：

1. 注意均衡饮食

均衡的饮食是免疫系统健康的基石。建议摄入足够的蛋白质、碳水化合物、脂肪、维生素和矿物质。增加新鲜蔬菜、水果、全谷类食品、坚果和鱼类的摄入。这些食物富含抗氧化剂和抗炎物质，有助于增强免疫力。

2. 补充水分

水对于维持免疫系统的功能至关重要。保持充足的水分摄入有助于身体排毒、运输营养物质以及维持体温稳定。建议每天至少饮用 8 杯水，并根据个人体重、活动量和环境因素进行适当调整。

3. 充足睡眠

睡眠是免疫系统修复和再生的关键因素。缺乏睡眠会削弱免疫系统的功能，使身体更容易受到病原体的侵袭。建议每晚保持 7 ~ 9 小时的睡眠时间，并尽量养成规律的睡眠习惯。

4. 避免不良习惯

不良的生活习惯会削弱免疫系统的功能。因此，建议避免吸烟、酗酒、滥用药物等不良行为。同时，注意个人卫生和清洁也非常重要，勤洗手、戴口罩等可以有效预防疾病的传播。

白细胞：人体的防御卫士

在体检的时候，血常规是一项基础项目，其中包括了红细胞、白细胞和血小板三部分。那么，白细胞在体内主要起到什么作用？它又是怎样反映疾病状况的呢？

白细胞定义及形态

白细胞是血液中的一种重要成分，主要负责抵御外来病原体入侵，消除感染，并协助修复受损组织。正常成人白细胞总数范围为 $(4.0 \sim 10.0) \times 10^9$/升，这一数值可因每日不同时间和机体不同的功能状态而在一定范围内波动。白细胞具有活跃的移动能力，它们能够从血管内迁移到血管外，或者从血管外组织迁移到血管内，因此广泛存在于血液、淋巴及各组织中。

白细胞的分类

中性粒细胞	数量最多，占白细胞总数的 50%～70%，主要功能是消灭外来的病原体和体内的有害物质
淋巴细胞	占白细胞总数的 20%～30%，根据其发育阶段和功能，又分为 T 细胞、B 细胞和 NK 细胞等，在人体免疫反应中起到核心作用
单核细胞	占白细胞总数的 3%～8%，在免疫系统中也起着重要作用，可以转化为巨噬细胞，吞噬并消化病原体和死亡的细胞
嗜酸性粒细胞和嗜碱性粒细胞	这两种细胞数量较少，各占白细胞总数的 1%～5%。嗜酸性粒细胞参与过敏反应和寄生虫感染的免疫反应，而嗜碱性粒细胞则参与过敏反应和炎症反应

白细胞的功能

防御功能：白细胞能够识别并攻击体内的细菌、病毒、真菌和其他病原体，通过吞噬、杀伤或降解这些病原体，来防止其在体内扩散和引发感染。

免疫调节：白细胞在机体的免疫应答反应中起着至关重要的作用。它们能够分泌多种细胞因子或炎性介质，如白介素、前列腺素、肿瘤坏死因子等，这些因子能够调节免疫细胞的活性和功能，从而增强机体的免疫力。

组织修复：在受伤或炎症反应期间，白细胞能够释放一系列化学物质，这些物质有助于促进受损组织的修复和再生。它们通过刺激血管生成、胶原沉积和细胞增殖等关键过程，加速伤口的愈合和组织的恢复。

和白细胞相关的疾病

白细胞数量或功能异常时，可能导致感染性疾病的发生，如病毒性感冒、细菌性肺炎等。一些血液系统疾病如白血病、淋巴瘤等，会导致白细胞数量或功能的异常，某些自身免疫性疾病可能导致白细胞数量的异常或功能的失调，如风湿性关节炎、系统性红斑狼疮等。

白细胞减少的病因

骨髓中粒细胞生成障碍会导致血液中粒细胞数量减少。常见原因包括化学毒物的影响、放射线的暴露，以及异常细胞浸润骨髓等。叶酸、维生素 B_{12} 等造血原料缺乏时，细胞内的 DNA 合成会受阻，导致粒细胞成熟障碍而凋亡于骨髓中。此外，患有急性白血病、骨髓增生异常综合征、阵发性睡眠性血红蛋白尿等疾病时，也可能引起粒细胞成熟障碍。

常见症状

头晕、乏力、心悸、低热、食欲减退、失眠等非特异性症状。若白细胞计数持续降低，病人免疫力会下降，容易继发各种病原微生物感染，如口腔炎、肛周感染、上呼吸道感染、支气管炎、肠道感染、肺炎、中耳炎及皮肤感染等。根据感染部位不同，症状也会各异。严重时，病人可能出现突然的高热、寒战、头痛等症状，甚至发展为败血症、脓毒血症等危及生命的状况。

如何预防白细胞减少

避免接触有害物质，尽量减少与化学毒物、放射线等有害物质的接触，降低其对骨髓的损害。从事相关职业的人群应做好个人防护，如佩戴防护服、手套等。对于可能引起白细胞减少的疾病，如感染、免疫系统疾病等，应积极治疗并控制病情发展。

避免滥用药物，特别是可能对骨髓造成损害的药物，如解热镇痛药、磺胺类药等。如需用药，应在医生指导下进行，并监测白细胞变化，以便及时发现并处理药物引起的白细胞减少。

保持均衡的饮食习惯，应多摄入富含铁质、叶酸及维生素 B_{12} 的食物，如红肉、绿叶蔬菜、豆类等。这些食物有助于维持血液健康，降低因营养不良引起的白细胞减少的风险。

此外，保证充足的睡眠时间，成人每天应保证 7 ~ 8 小时的高质量睡眠时间。充足的睡眠有助于身体恢复和修复受损组织，包括白细胞。

适当的运动，可以增强身体免疫力，有助于预防疾病的发生，从而降低白细胞减少的风险。但应注意避免过度劳累和剧烈运动。

定期健康检查，建议每年至少进行一次全面检查，以便早期发现可能影响白细胞数量的因素，并采取相应措施。特别是对于有相关风险因素的人群，如从事有害职业、有慢性疾病史等，更应重视定期体检的重要性。

密切关注身体状况，如出现头晕、乏力、心悸、低热等可能与白细胞减少相关的症状时，应及时就医，并详细告知医生自己的病史和用药情况。

第二章　可以自己
搞定的常见病

许多常见病是可以在家自行缓解或治疗的，前提是要了解这些症状的成因以及掌握适当的缓解方法。了解自己的身体，知道如何处理这些常见病，可以减少很多不必要的麻烦。再加上日常的正确护理，就能更好地照顾自己的身体，保持健康的生活状态。

五脏六腑都能让你咳不停

《金匮要略》中有句话："五脏六腑皆令人咳，非独肺也。"这句话的意思是说咳嗽不仅仅是肺部问题，身体的各个器官也有可能引发咳嗽。

为什么会咳嗽

在中医学中，五脏六腑指的是人体内部的脏腑器官，它们各自具有独特的功能，并存在着相互之间的关系。根据中医理论，咳嗽通常与肺、脾、肾三脏的功能失调有关。

肺脏：肺主气，司呼吸，外合皮毛，开窍于鼻。当肺脏受到外邪侵袭（如风寒、风热）或内邪干扰（如痰湿、燥邪）时，容易导致肺气不宣，肺气上逆，从而引发咳嗽。

脾脏：脾主运化，为气血生化之源，脾与肺为母子关系。当脾虚运化失职，水湿内停，聚而为痰，痰湿上渍于肺，可影响肺的宣发肃降功能，导致咳嗽。

肾脏：肾主纳气，为气之根。当肾虚不能纳气时，会导致肺气上逆，出现咳嗽症状。

此外，其他脏腑如心脏、肝脏、胆腑、胃腑、大肠、小肠、膀胱和三焦等虽然与咳嗽无直接联系，但它们的功能失调可能会间接影响肺脏的功能，从而加重咳嗽症状。

咳嗽的高发人群

咳嗽的高发人群主要包括无免疫史的婴幼儿、免疫系统功能低下的成人、未接种疫苗的人群以及密切接触感染者的人群。针对不同人群，需要采取不同的预防措施。

哪些病会引起咳嗽

上呼吸道感染：通常所说的感冒，除了咳嗽外，常伴有鼻塞、流涕、咽痛等症状，部分病人可能有发热、乏力等表现；支气管炎大多为上呼吸道感染蔓延所致。咳嗽初起时多为干咳，之后可能出现咳嗽伴痰的情况。病人常感到呼吸急促或气喘。

咳嗽变异性哮喘：咳嗽常持续 8 周以上，对咳嗽有明确的敏感性，且常由外界刺激如冷空气、烟雾等诱发。

支气管扩张症：主要为持续或反复的咳嗽、咳痰，部分病人可能出现咳脓痰的情况。

除了上述疾病外，肺结核、肺癌，以及其他一些因素，如胃食管反流、鼻后滴漏综合征等，也可能引起咳嗽。

咳嗽时期的饮食护理

咳嗽是人体清除呼吸道内的分泌物或异物的保护性呼吸反射动作。持续的咳嗽可能会影响日常生活，并可能导致不适。

通过合理的饮食护理，不仅可以缓解咳嗽症状，还能为身体提供必要的营养支持。

补充水分：保持充足的水分摄入对于缓解咳嗽至关重要。充足的水分有助于稀释痰液，使其更容易被咳出。建议每天饮用 6 ~ 8 杯水，或根据个人需求和体质调整。

营养与流食：在咳嗽期间，选择易消化、营养丰富的食物对于身体的恢复至关重要。建议摄入足够的蛋白质、碳水化合物和脂肪等营养素，以满足身体的基本需求。

摄入高维生素食物：维生素对于增强免疫力、促进身体恢复具有重要作用。建议摄入富含维生素C、维生素A和维生素E等的食物，如柑橘类水果、猕猴桃、胡萝卜、菠菜、坚果等。

食疗分类：

清热润肺类：如梨、蜂蜜、银耳等，这些食物具有清热润肺的作用，适用于因肺热引起的咳嗽。

化痰止咳类：如杏仁、百合、白萝卜等，这些食物具有化痰止咳的作用，适用于因痰湿引起的咳嗽。

滋阴润燥类：如枸杞、燕窝、麦冬等，这些食物具有滋阴润燥的作用，适用于因阴虚引起的咳嗽。

在进行食疗时，建议根据个人体质和咳嗽类型选择合适的食材，并遵循适量、均衡的原则。同时，避免食用过于辛辣、油腻、刺激性的食物，以免加重咳嗽症状。

中医按摩缓解咳嗽症状

1.常用穴位

合谷穴：在手背第1、2掌骨间，第二掌骨桡侧的中点处。按摩合谷穴时，拇、食两指并拢，在肌肉隆起之最高处用指压，用对侧拇指按在穴位上，朝小指方向均匀地用力，每次按摩10分钟。此穴位有助于缓解喉咙不适和咳嗽症状。

天突穴：位于前正中线上胸骨上窝中央处。按摩时，将大拇指放在此处，拇指和病人的皮肤之间不要产生相对移动，然后轻微地以穴位为圆心进行圆周运动，每天按摩 2 次。此穴位有助于缓解干咳和气喘等症状。

膻中穴：位于身体前面的正中线上，是身体胸部正中线与两乳连线的交界处。按摩时，可以通过局部按摩的方式缓解咳嗽。此穴位有助于宽中理气、止咳。

2. 按摩的方法

手指按压：用拇指或食指轻轻按压特定穴位，如合谷穴、天突穴等，每次按压 10 分钟左右。

按摩胸部：用手掌在胸部上下来回轻轻按摩，从锁骨下方开始，向下至胸骨和肋骨之间的区域，再向两侧延伸至乳房下方。按摩时要注意力度适中，不要用力过猛。

3. 注意事项

按摩应在专业医师的指导下进行，确保手法正确、力度适中。如果咳嗽症状持续不减或加重，应及时就医，避免延误病情。按摩过程中应注意保暖，避免着凉。

脚气不是病，是一种症状

脚气，虽然在日常生活中常被提及，但它并非一种独立的疾病，而是由于真菌感染或其他原因导致的足部皮肤问题的一种症状表现。其主要症状包括足部皮肤瘙痒、脱皮、起水疱、糜烂等。

脚气的病因理论

在中医理论中，脚气通常被归类为"湿热下注"的范畴。中医认为，脚气的发病多因体内湿热之邪下注于足部，导致足部气血不畅，皮肤受损。湿热之邪的形成与饮食不节、劳倦内伤、情志不畅等因素有关。此外，长期穿着不透气的鞋袜，使足部处于潮湿环境，也是脚气发病的重要原因。

脚气的类型

水疱型脚气	好发部位：常见于趾间、足侧缘
	症状表现：初为针尖大小水疱，可融合成多房性大疱，撕去疱壁露出鲜红糜烂面，干燥后出现脱屑，并伴有显著瘙痒
	病因分析：常由于足部多汗、经常穿不透气的鞋袜等因素引起
间擦糜烂型（浸渍糜烂型）脚气	好发部位：常见于趾间皮肤，尤其是第3、4趾和4、5趾间
	症状表现：皮肤浸渍发白，表皮松软易剥脱，去除松软的表皮可露出潮红糜烂面，瘙痒剧烈，常有臭味
	病因分析：常见于趾间皮肤反复浸渍、摩擦的人群，以及足部多汗症或长期浸泡水中的人群

角化过度型脚气	好发部位：一般出现在足跟、足跖和足边缘处
	症状表现：弥漫性的皮肤增厚、干燥、粗糙、角化，可能伴随不同程度的瘙痒、疼痛等症状
	病因分析：一般与遗传因素有关
趾间糜烂型脚气	症状表现：趾间糜烂、浸渍发白，除去发白的上皮可见红色糜烂面，有少许渗液，病人常伴剧烈瘙痒
	病因分析：多见于足部多汗、长期浸水或长期穿不透气鞋的人群

容易被脚气困扰的几类人

免疫力低下者：这类人群由于身体抵抗力较弱，容易受到真菌感染，从而诱发脚气；运动员和体力劳动者；经常穿不透气的鞋子的人；经常出汗的人；不注意个人卫生、经常到公共场所、患有其他皮肤病的人，也都容易感染脚气。

常用的治疗方法

1. 中药疗法

中药泡脚：选用具有清热解毒、利湿止痒作用的中药材，如黄连、黄檗、苦参等，煎水后泡脚。中药泡脚能够直接作用于足部皮肤，促进药物吸收，提高治疗效果。对于水疱型、糜烂型或有继发感染的脚气病人，中药外洗具有较好的治疗作用。

内服中药：根据病人的具体情况，如湿热体质、气血不足等，选用合适的中药方剂进行内服治疗。通过调理体内环境，提高机体免疫力，可以有效改善脚气症状。

2. 按摩穴位

足三里穴：位于小腿外侧，犊鼻穴下 3 寸，胫骨前肌旁开一横指的位置。

按摩方法：按摩时应缓缓吐气，用力按压这个部位，持续 6 秒钟时间，反复做 20 次，每天可多次进行。

三阴交穴：位于小腿内侧，足内踝尖上 3 寸，胫骨内侧缘后方。

按摩方法：可用拇指或食指指腹按压穴位，每次按压 10 ~ 15 次，每天可进行多次。

复溜穴：在小腿后内侧，内踝尖上 2 寸，跟腱的前缘。

按摩方法：用拇指或食指指腹轻轻按压穴位，每次按压 10 ~ 15 次，每天可进行多次。

注意事项

保持清洁：在进行按摩前，确保双脚和按摩工具清洁，以避免感染。

按摩力度适中：按摩时应以适中的力度进行，避免过度用力造成皮肤损伤。

遵循专业指导：如有需要，可咨询专业医生建议，以确保按摩方法的正确有效。

日常预防脚气的措施

保持足部卫生：每天用温水洗脚，并彻底擦干，特别是脚趾间。定期更换鞋袜，保持足部干爽。

调整饮食：饮食宜清淡，避免辛辣、油腻、刺激性食物。多食用具有清热解毒、利湿作用的食物，如绿豆、冬瓜、黄瓜等。

锻炼身体：适量运动，增强体质，提高抵抗力。避免长时间站立或行走，以免加重足部负担。

避免交叉感染：注意个人卫生习惯，避免与他人共穿拖鞋、袜子等个人物品，减少感染机会。

防治脚气小偏方

茶叶泡脚：将适量干茶叶放入开水中浸泡 10 分钟后泡脚，茶叶中的茶多酚等成分具有杀菌消炎、止痒的作用。

食醋泡脚：将适量食醋加入温水中泡脚，食醋具有杀菌消炎、软化角质的作用，有助于缓解脚气症状。

生姜泡脚：将生姜切片加入开水中煮沸后泡脚，生姜具有驱寒除湿、杀菌解毒的作用，对脚气有一定的治疗效果。

日常养护防治颈椎病

　　颈椎病是常见病之一，但很多人对颈椎病的认识并不清晰，甚至一些颈椎病病人都不能准确解释什么是颈椎病。认识不足是诱发颈椎病、影响颈椎病治疗效果的关键问题，它不仅不利于治疗，而且还会增加颈椎病的发病风险。

什么是颈椎病

　　颈椎病又称颈项综合征，是以颈椎退行性病变为基础的一种疾病。简单来说，组成颈椎的椎间盘、骨关节、软骨、肌肉、韧带发生退行性改变都可能引起颈椎病，而且神经受到压迫、血管被阻塞也容易导致颈椎病的出现。颈椎病分很多种，比如增生性颈椎炎、颈椎骨关节炎、颈神经根综合征等。

　　颈椎的活动幅度大，活动频繁，且负重较大，所以在日常生活中，颈椎很容易受到伤害。随着年龄的增长，颈椎也会经历衰老的过程，事实上，人体在30岁的时候，颈椎就开始出现退化现象。颈椎病的病症多样且复杂，不同的人、不同的类型，其表现形式也略有差异。大多数颈椎病病人初期的症状都很轻，然后逐渐加重。初期症状主要包括肩、背、手臂疼痛，脖子僵硬，以及颈部的活动受到严重制约。到了后期，病症加重，还可能出现恶心、眩晕，甚至晕倒的情况。当颈椎病影响到交感神经时，病症表现得更为严重，患者可能会出现头晕、目眩、耳鸣、失去平衡、心慌等症状。

颈椎病的征兆有哪些

　　颈椎病是一种慢性疾病，其发病过程较长，且伴有一些征兆。了解这些症状的含义，并提高防范意识，对防治颈椎病非常重要。如果有以下这些症状之一，就要警惕了：

高血压

颈椎病能引起高血压，其被称为"颈性高血压"。这种高血压是由交感神经兴奋引起的。临床表现为心率加快、头痛、面红、出汗等。

猝倒

颈椎的骨质增生会导致颈椎病，而骨质增生很可能诱发猝倒。在走路的时候，身体突然失去平衡而跌倒，在极短的时间内，意识又马上恢复，如果同时伴有头昏、头痛、恶心、出汗等症状，基本就可以判断是颈椎病。

吞咽困难

吞咽困难也是颈椎病的一种先兆，颈椎病可能会刺激交感神经，导致食管痉挛和吞咽困难。很少有人会把这两种病症同颈椎病联系起来，需提高警惕性。

视力模糊、眼睛肿胀等

颈椎病对主神经也有一定的影响，很容易导致颈椎供血不足，引起大脑视觉中枢因缺血而受损。所以颈椎病发生时，常常会伴有视力模糊、眼睛肿胀、畏光、流泪等症状。

落枕频发

颈椎周围的韧带变松，颈椎的关节稳定性就会下降，事实上这个时候的颈椎关节很可能已经发生了错位，极易引起落枕。落枕频发者，一定要增强意识，反复的落枕容易使椎关节的失稳错位现象越来越重，并逐渐影响到椎间盘，导致骨质增生，诱发颈椎病。

哪些人是颈椎病的高发人群

颈椎病有高发、易发的特点，通常中老年人群容易患颈椎病，除此之外，颈椎病也是一种职业病，有些人群非常容易患颈椎病，比如工作过程中，长期伏案、头总歪向一侧的人。由于工作需要，这类人要长期低头，给颈后肌肉群、韧带造成巨大的压力，容易引起局部的劳损，属于这一范畴的人群有编辑、财会人员、司机、计算机操作人员等。

有赖床习惯的人容易患颈椎病。不正确的睡姿会导致颈椎旁的肌肉、韧带、关节失去平衡，长期躺在床上很容易导致身体某一处出现劳损。另外，还有一些人喜欢躺在床上看电视、看书，长久单一的姿势同样很容易诱发颈椎病。

有头部外伤和颈椎先天畸形的人群更容易患颈椎病。交通事故、运动性损伤都可能对颈椎造成致命伤害，导致颈椎部位的椎间盘、韧带、肌肉等产生难以弥补的损伤，进而诱发颈椎病。另外，有些人由于先天性椎管狭窄或先天性椎体融合，也更容易患上颈椎病。

该如何预防颈椎病

颈椎病作为一种常见病、多发病，我们可以通过一些简单的方法来防治。

养护1：改善生活习惯

改变不良的工作和生活习惯：避免长期低头姿势；长期伏案工作1～2小时后休息5分钟，活动肩颈；注意端正坐姿，保持脊柱的正直。

选择合适质地与高度的枕头：避免枕位过高。高度通常应与肩部宽度一致；不枕枕头睡觉会损害颈椎。

注意肩颈部保暖：夏天炎热切忌贪凉，避免风扇、空调直吹颈部，出汗后不要直接吹冷风或用冷水冲洗头颈部。

避免颈部外伤：乘车外出时应系好安全带，并避免在车上睡觉，以免急刹车时因颈部肌肉松弛而损伤颈椎。

加强颈部的锻炼：适当参加游泳、羽毛球、网球等运动。中医的八段锦、五禽戏等运动，也可用于缓解颈部肌肉紧张状态。

养护 2：颈椎保健操

左顾右盼
· 头部先向左摆动，再向右摆动（注意，不是旋转，是直线摆动），幅度适宜，以感 到酸胀为好，重复 15 次。

前后点头
· 头先向前再向后，前俯后仰时颈项尽量拉长，重复 15 次。

旋肩舒颈
· 双手置两侧肩部，掌心向下，两臂先由后向前旋转 30 次，再由前向后旋转 30 次。

人老骨先老，养生先养骨

骨骼是构成人体的重要框架，为人体提供了坚实的支撑。自古以来，中医和养生学都高度重视"养骨"。现代医学也认为"养生先养骨""养骨就是养命"，骨骼不仅提供了物理支撑和保护，还参与了运动、造血和代谢等重要生理功能。

骨骼对人体起着重要作用

正常情况下，成年人共有 206 块骨，这些骨骼通过关节、韧带和软组织相互连接，形成复杂的骨骼系统。

骨骼系统在人体中发挥着至关重要的作用，它支撑着身体，使身体保持姿势；保护着重要的内脏器官，如大脑、心脏和肺部等，尽量避免它们受到外界的伤害；驱动骨骼运动，实现人体的各种动作；同时，骨骼中还储存着大量的钙、磷等矿物质，这些元素对于维持人体内环境的稳定和正常生理功能至关重要。

骨质疏松的病因及高发人群

骨质疏松是一种全身性的骨骼疾病，主要分为原发性和继发性两种，发病原因主要有：

雌激素缺乏：这是女性绝经后常见的骨质疏松原因，由于雌激素水平降低，无法有效抑制破骨细胞，导致骨量减少。

增龄：老龄化也会引起骨转化下降，成骨细胞活性降低，导致骨量丢失。

疾病：多种疾病会影响骨代谢，如内分泌疾病、结缔组织疾病、慢性肾脏疾病、胃肠疾病和血液系统疾病等。

骨质疏松高发人群主要有：老年人，特别是 60 岁以上的老年人，随着年龄的增长，骨质会逐渐减少，导致骨质疏松的风险增加；女性，尤其是绝经后的女性；不良生活方式的人群，如户外运动少、饮食不规律、挑食、素食、吸烟、酗酒、过多摄入咖啡或碳酸饮料等，都会影响骨骼健康。

日常养骨的小方法

1. 合理饮食

饮食对骨骼健康的影响很显著。通过合理搭配食物，可以为骨骼提供所需的营养物质，从而维持骨骼的健康状态。

多吃高钙食物，高钙食物包括奶制品（如牛奶、酸奶、奶酪等）、豆类（如豆腐、黄豆、黑豆等）、坚果（如杏仁、核桃等）、海产品（如虾、鱼、蟹等）以及深绿色蔬菜（如菠菜、油菜等）。建议每天摄入足够的钙，以满足骨骼生长发育和维持健康的需要。

多吃富含维生素 D 的食物，维生素 D 食物主要储存在鱼肝油、鸡蛋黄、奶制品以及阳光照射后的皮肤中（人体可以通过阳光照射合成维生素 D）。建议适当食用含有维生素 D 的食物，并注意保持充足的阳光照射，以促进钙的吸收。

多吃富含高蛋白的食物，包括瘦肉、鱼类、禽类、豆类以及蛋类等。建议每天摄入足够的优质蛋白质，以满足骨骼组织生长发育和修复的需要。

纤维素食物有助于促进肠道健康，维持正常的肠道功能，从而有利于钙等营养物质的吸收和利用。纤维素食物主要包括蔬菜、水果、全谷类以及豆类等。

2. 适量运动

跳跃运动：如跳绳、打篮球等，不仅能提高心肺功能，还能有效刺激骨骼生长。

游泳：水中运动可以减轻身体压力，同时产生适度阻力，激发骨骼细胞活力。

步行和跑步：简单常见的锻炼方式，能提高骨骼的强度和稳定性。

3. 健康生活习惯

戒烟限酒：烟酒对骨骼健康有负面影响。避免长时间保持同一姿势，适时活动，避免骨骼长时间受压。

保持正确的坐姿和站姿：有助于维护脊柱健康。

充足的睡眠：睡眠对骨骼健康有积极影响，避免熬夜。

适当晒太阳：有助于身体合成维生素 D，提高钙吸收能力。

中医特定方法

穴位按摩：采用穴位按摩治疗骨质疏松时，应从补肾健脾入手，可选择按摩脾俞、肾俞、关元、合谷等穴位，但需注意避免重手法和进行长时间的按摩。

中药熏蒸：利用中药煎剂的蒸腾热气上熏相应部位，达到舒筋通络、消肿止痛、调和五脏气血等效果。

中医运动疗法：太极拳、五禽戏、八段锦等中医运动方式，既不过度消耗体力，又能有效锻炼身体，提高免疫力，缓解骨病症状。

偏头痛的前世今生

偏头痛是一种常见的慢性神经血管性疾病，以反复发作，一侧或两侧的搏动性剧烈头痛为主要特征，常伴有恶心、呕吐、对声光刺激过敏等症状。

偏头痛的病因及症状

偏头痛的病因复杂，临床医学认为与遗传有很大关系，约 60% 是遗传所致，特别是家族中有偏头痛史的人更容易患病。除此之外，精神压力，如着急、生气、焦虑、工作紧张、过度悲伤等情绪都可能诱发偏头痛；神经因素，工作紧张可能导致下丘脑、三叉神经脊束核的损伤，引发神经肽类物质的释放，导致血管收缩及舒张，最终造成头痛；强光、噪声、异味、气候变化等也可能成为偏头痛的诱因。

其症状主要为一侧或两侧搏动性剧烈头痛，有时头痛会从一侧迁移到另一侧。

除此之外，还有常见的伴随症状，比如：

恶心和呕吐：是偏头痛常见的伴随症状，尤其在头痛剧烈时更易出现。

畏光和畏声：对光线和声音变得特别敏感，患者可能会喜欢待在安静、昏暗的环境中。

感觉异常：部分人在头痛发作前或发作中，可能出现视觉异常，如视野中出现闪光、锯齿状的图案或出现暗点等。这些异常表现被称为偏头痛的"先兆"。

偏头痛的日常护理

偏头痛是一种常见的神经系统疾病,尽管偏头痛的发病机制尚不完全清楚,但通过日常养护,可以有效减少偏头痛的发作频率并减轻症状。

1. 保持规律作息

保持规律的作息对于偏头痛病人非常重要。应确保每天有足够的睡眠时间,尽量避免熬夜和疲劳过度。建立规律的作息时间表,有助于调节生物钟,减少偏头痛的发作。

2. 舒适的环境

偏头痛病人对环境和气候的变化较为敏感。因此,应注意控制室内的温度、湿度和光线,避免过冷、过热或强光刺激。在天气变化时,应及时增减衣物,避免感冒或其他疾病诱发偏头痛。

3. 合理饮食调整

合理饮食对于偏头痛病人来说非常重要。应尽量避免食用过多含咖啡因、酒精等刺激性物质的食物和饮料,如咖啡、茶、巧克力、红酒等。同时,也要减少高脂肪、高盐和高糖食物的摄入,而增加蔬菜、水果和全谷类等富含营养的食物的摄入。

推拿按摩缓解偏头痛

百会穴按摩	位置:位于头顶中央,两耳尖连线的中点处
	方法:使用大拇指的指腹,对穴位不断地进行按摩,每次按摩约 15 次,或者按摩至感觉酸胀为止
	作用:能够有效达到缓解偏头痛的作用,并有助于改善头昏脑涨的现象

合谷穴 按摩	位置：位于虎口处，即手背拇指和食指之间的肌肉隆起处	
	方法：可以用双手交叉的方式来不断按摩穴位，直至出现酸痛或麻木的感觉。但请注意，孕妇应避免使用此方法	
	作用：有助于改善偏头痛症状	
太阳穴 按摩	位置：在头部，眉梢与目外眦之间，向后约一横指的凹陷中	
	方法：用双手的中指按摩两边的太阳穴，每次按摩 10～20 次，以稍感酸胀为度	
	作用：能够有效达到缓解偏头痛的症状，还可以控制头痛	
风池穴 按摩	位置：在项部，枕骨之下，胸锁乳突肌与斜方肌上端之间的凹陷中	
	方法：用大拇指按摩风池穴，每次按摩 2～3 分钟，直至出现明显的酸胀感	
	作用：有助于缓解偏头痛和脸色发红等症状	
头维穴 按摩	位置：在头部，额角发际直上 0.5 寸，头正中线旁开 4.5 寸	
	方法：用大拇指按摩头维穴，按摩的时长是 1～2 分钟，以感觉到酸胀为止	
	作用：有助于缓解偏头痛和神经头痛	

偏头痛的饮食原则

1. 减少可能诱发偏头痛的食物

含高酪胺的食物：如奶酪、巧克力、熏肉、红酒等，这些食物中的酪胺可能增加偏头痛的风险。

动物脂肪：研究表明，动物脂肪是诱发偏头痛的主要因素之一，占全部食物因素的 49.8%。因此，要尽量避免高脂肪食物的摄入。

含酒精的饮品：饮酒可能诱发偏头痛，应严格控制或避免饮酒。

辛辣刺激性食物：如辣椒、花椒、芥末等，这些食物可能会刺激血管，加重头痛症状。

含亚硝酸盐的食物：亚硝酸盐是一种无机化合物，一般存在于腌制食品、腐烂食物中，偏头痛病人应尽量避免食用。

2. 增加对偏头痛治疗有益的食物

水果和蔬菜：特别是深色的水果和蔬菜，如绿叶蔬菜、蓝莓、草莓等，富含维生素 C、维生素 B_6 和叶酸等营养素，有助于降低偏头痛的风险。

坚果和种子：如杏仁、核桃、南瓜子等，富含镁这种矿物质，有助于缓解偏头痛的症状。

高纤维食品：如燕麦、黑麦面包、糙米等，有助于减少肠道中的细菌数量及消化不良，降低偏头痛的风险。

鱼类：富含欧米伽 –3 脂肪酸的鱼类，如鲑鱼、金枪鱼等，对偏头痛病人有益。

牙痛不是病，疼起来要人命

大家常说"牙痛不是病，疼起来要人命"，但实际上牙痛也可能是一种病症。有时候，牙痛不仅仅源于口腔问题，身体其他方面的问题也可能导致牙痛的出现。

牙痛的几大原因

龋齿：龋齿是牙齿硬组织逐渐被破坏的一种疾病，龋齿得不到及时治疗时，会导致牙根以及牙髓神经受到损伤，进而容易感染炎症，引起牙痛。

饮食不当：进食大量硬度过大的食物可能导致牙齿受到物理刺激而引起疼痛；甜食，如糖果，也可能导致牙齿受到化学刺激，引起牙痛。

内分泌失调：对于女性而言，体内内分泌情况的变化，如突然分泌大量雌激素等，可能导致牙龈肿痛。这种情况在月经期、妊娠期时较为常见。

牙髓炎：牙齿内部软组织的感染和炎症，可能由龋齿、牙齿损伤或牙齿治疗过程中导致。牙髓炎常表现为剧烈的牙痛、灼热感，以及对热或冷食物的敏感。

冠心病：具有发作性特点，且是在特定的情况下发作。当进行体力活动、剧烈运动、情绪激动或者受到寒冷刺激时，牙痛可能会突然出现。当怀疑牙痛与冠心病有关时，应到医院进行相应的检查。

牙痛的症状和高发人群

牙痛可能是持续不断的，也可能是间歇性的，取决于病因的严重程度和持续时间；牙齿可能对冷热刺激、甜食或酸性食物过敏，导致牙齿刺痛或疼痛；当牙痛由感染或炎症引起时，如牙龈炎或牙髓炎，可能会伴随牙龈或面颊的肿胀；龈炎或其他口腔感染可能导致牙龈出血。

这些人群更容易出现牙痛的症状：

不注重口腔卫生的人群：缺乏良好的口腔卫生习惯，如早晚不刷牙、饭后不漱口，导致细菌滋生，引发牙齿问题。

不良饮食习惯的人群：过量摄入甜食、淀粉类食物或暴饮暴食，导致口腔内环境改变，细菌繁殖增多，牙齿容易受到侵害。

有蛀牙或口腔疾病的人群：蛀牙、牙龈炎、牙髓炎等口腔疾病，如果不及时进行治疗，牙痛症状可能会加重。

易上火的人群：这类人群可能由于体质原因或生活习惯，容易出现便秘、口腔溃疡等问题，从而引发牙痛。

如何有效预防牙痛

多吃新鲜的蔬菜水果，这些食物富含维生素和矿物质，有助于维护牙齿和牙龈的健康；少吃辣椒、胡椒等辛辣食物，避免吃过硬、过烫的食物；控制甜食摄入，甜食中的糖分和淀粉容易滋生细菌，导致龋齿和牙痛的发生。

早晚刷牙，刷牙可以去除牙齿表面的食物残渣和细菌；保持口腔清洁，用清水漱口可以清除口腔内的食物残渣，减少细菌滋生；使用牙线和漱口水，牙线可以清除牙缝中的食物残渣，漱口水可以进一步减少口腔细菌。

保证充足的睡眠可以提高身体素质，降低牙齿松动或牙龈出血的风险；吸烟和过量饮酒都会对口腔健康造成不良影响，增加牙痛的风险；定期进行口腔检查，建议每年至少进行一次口腔检查，及时发现并治疗口腔问题。

缓解牙痛症状的小方法

1. 日常护理

冷敷：用冰块或冷水袋包裹在薄毛巾中，轻轻敷在疼痛的牙齿或面部。这有助于减轻牙痛和消肿。冷敷通常适用于因龋齿、牙龈炎等引起的牙痛。

热敷：对于某些牙痛情况，使用热毛巾或暖水袋敷在疼痛区域可能有助于促进血液循环，缓解肌肉紧张。对于牙髓炎等引起的牙痛，应避免热敷。

使用温盐水漱口，有助于消炎、杀菌，缓解牙痛。可以将一小勺食盐溶解在温水中，用来漱口。避免使用刺激性强的漱口水，以免加重疼痛。

2. 穴位点按

在中医点按穴位治疗牙痛时，通常选用以下几个穴位：

下关穴：位于面部耳前方，颧弓与下颌切迹所形成的凹陷中。此穴具有疏风清热、通经活络的功效。

颊车穴：位于面颊部，下颌角前上方约一横指（中指），当咀嚼时咬肌隆起，按之凹陷处。此穴具有祛风清热、开关通络的功效。

合谷穴：位于手背，第1、2掌骨间，当第二掌骨桡侧的中点处。此穴具有镇静止痛、通经活络的作用。

用拇指指腹或指尖按压以上穴位，力度适中，以穴位处感到酸胀为宜。每个穴位按摩3～5分钟，每天按摩2～3次。在按摩时，可以配合深呼吸，使身心放松，有助于提高治疗效果。

注意事项

确保穴位定位准确，避免因定位不准确而影响治疗效果。

按摩力度要适中，避免过度用力造成损伤。

在治疗期间，应注意饮食调节，避免食用刺激性食物和饮料，以免加重牙痛症状。

对于孕妇、老年人等特殊人群，在进行点穴治疗时应咨询专业医师的建议。

如果牙痛持续不减或症状加重，应及时就医，以便得到专业的诊断和治疗。

人老心不老，多用脑防阿尔茨海默病

随着人口老龄化程度进一步加深，阿尔茨海默病的发病率逐年上升，尽管目前还没有找到彻底治愈该病的方法，但通过采取积极的治疗和预防措施，可以有效地控制病情发展，提高病人的生活质量。

什么是阿尔茨海默病

阿尔茨海默病是一种慢性、进行性发展的神经退行性疾病，是痴呆症最常见的形式，可能占病例数的 60% ~ 70%，此病主要特征包括进行性的认知功能障碍和行为损害，会出现记忆力、语言能力、计算力等认知功能的减退，同时常伴有人格和行为的改变，如暴躁易怒、自私多疑，出现幻觉、妄想和攻击行为等。随着年龄的增长，患病的风险也在增加。在 65 岁以上的老年人群中，发达国家的患病率为 4% ~ 8%，中国为 3% ~ 7%，且女性患病率高于男性。

阿尔茨海默病发病原因

阿尔茨海默病具有明显的家族聚集性。研究发现，约 5% 的阿尔茨海默病病人有明确的家族史，病人一级亲属中阿尔茨海默病的发病率是一般人群的 4.3 倍。

不健康的生活方式，如经常熬夜、过度疲劳、用脑不足，以及长期吸烟、酗酒等，均可能增加阿尔茨海默病的发病率。年龄增大，神经退化，出现老年斑等，均可能导致阿尔茨海默病的发生。该疾病好发于 60 岁以上的老年人。

高血压、高血糖、高胆固醇等因素也可能诱发阿尔茨海默病。高血压容易导致脑动脉硬化，高血糖可能引发糖尿病的并发症如脑梗死、脑动脉粥样硬化等，进而诱发阿尔茨海默病。

阿尔茨海默病症状

记忆障碍是阿尔茨海默病最常见的初期症状，表现为：

记忆力减退，尤其是近期记忆受损：病人可能会忘记刚刚发生的事情、重要的约会或日常任务。随着疾病的进展，病人对过去的记忆也可能出现障碍，逐渐失去对自己身份的认同感。

语言和沟通障碍：病人可能出现找词困难、重复相同的词汇或句子、语言表达不连贯的情况。在疾病晚期，可能会完全丧失语言能力，无法进行有效的沟通。

行为改变和情绪问题：病人可能出现情绪波动、易怒、焦虑、抑郁等情绪问题，行为上的变化包括易怒、烦躁不安、夜间徘徊等，可能会影响睡眠和家庭生活。

认知功能下降和日常生活能力下降：可能表现出学习新知识和技能的困难，理解和处理复杂问题的能力也会逐渐下降，计算能力、空间定向能力和时间感知能力也可能受到影响。随着疾病的进展，病人可能逐渐失去自我照顾的能力，如穿衣、洗漱、进食等，可能会迷路，甚至忘记如何回家。

如何预防阿尔茨海默病

1. 保持健康的生活方式

保持良好的作息习惯，避免过度疲劳和熬夜，保证充足的睡眠，这有助于维持大脑的正常功能和代谢。增加体力活动，如散步、慢跑、骑自行车等，这些活动可以促进血液循环，提高脑部供氧量，有助于维持大脑的健康状态。

保持均衡的饮食，多摄取富含维生素、纤维素和抗氧化剂的蔬菜和水果，适量摄取高蛋白、低脂肪的食物。

2. 控制慢性疾病

高血压和高脂血症是阿尔茨海默病的危险因素之一。因此，需要采取措施控制血压和血脂，如合理饮食、适量运动等。

吸烟和过量酒精摄入会增加患阿尔茨海默病的风险。因此，应戒烟限酒，避免血液黏稠和血栓性疾病的发生。

3. 心理活动和社交互动

经常阅读和学习新事物可以保持大脑的活跃度，延缓大脑的衰老过程。可以选择阅读书籍、报纸、杂志，也可以通过网络学习等方式进行。

积极参与智力游戏，如填字、数独、围棋等智力游戏可以锻炼大脑的活跃度和灵活性，有助于预防痴呆症的发生。

参与社交活动可以保持大脑的活跃度，预防痴呆症的发生。

阿尔茨海默病病人的护理

保持房间光线明亮，色泽柔和，以缓解患者焦虑和害怕的情绪；拆除门锁或安装易于打开的锁具，以防病人将自己反锁在屋内；收起危险的物品，如剪刀、药物等，以防病人误用或误食。

防止走失，对于容易走失的病人，可为其佩戴手环、定位器等设备，以便在走失时及时找回，外出时，尽量让病人穿着醒目的衣物或携带醒目的物品，便于识别和寻找。

督促病人按时服药，避免漏服、错服药物。对于不承认自身患病的病人，可将药物放在显眼位置或使用闹钟提醒，鼓励病人进行适当的锻炼，如散步、打太极拳等，以增强体质，延缓疾病的进展。

鼓励病人参加社交活动，如参加老年大学、志愿者活动等，以缓解孤独感。

定期带病人到医院复诊，了解病情进展，及时调整护理方案。

帕金森病，不仅是手抖

帕金森病，也被称为"震颤麻痹"，是一种神经系统退行性疾病。帕金森病具有显著的老年高发特性，男性发病率稍高于女性。

病因与发病机制

帕金森病的主要病理特征是黑质多巴胺能神经元的显著退化和死亡，这导致纹状体多巴胺含量减少，以及黑质纹状体多巴胺递质系统活性降低。约 10% 的帕金森病病人有家族史，提示遗传因素在疾病发病中起到一定作用。一些特定的基因突变已被证实与家族性帕金森病的发病相关。

随着年龄的增长，神经系统逐渐老化，黑质多巴胺能神经元开始呈现退行性变，因此，衰老被认为是帕金森病发生的重要因素。

帕金森病症状和高发人群

静止性震颤：常为首发症状，多始于一侧上肢远端，静止时出现，随意运动时减轻或停止，精神紧张时加剧，入睡后消失。典型表现为"搓丸样"震颤。

肌强直：表现为屈肌和伸肌张力同时增高，呈"铅管样强直"；若同时伴有震颤时，表现为在均匀的阻力中出现断续停顿，如"齿轮样强直"。

运动迟缓：指动作变慢，始动困难，以及主动运动的丧失。这一症状可表现在多个方面，例如面部表情动作减少，瞬目减少，被称为"面具脸"；手指进行精细动作感到困难，如解系纽扣、系鞋带等；书写时字越写越小，呈现"小写征"；行走时起步困难，一旦开始行走，身体会前倾，重心前移，步伐小而越走越快，不能及时止步，这种现象被称为"慌张步态"；病人上肢协同摆动动作消失，转身变得困难，需要连续走数个小碎步才能完成转身。

姿势平衡障碍：在疾病中晚期出现，表现为不易维持身体平衡，稍不平整的路面即有可能跌倒；或者不能自行从卧位改变为立位，必须依赖他人或物体才能站起。

帕金森病的高发人群主要（包括）老年人，随着年龄的增长，帕金森病的发生率显著增高；有帕金森家族遗传史的人群，因为约10%的帕金森病病人有家族史；长期接触有毒物质的人群，特别是长期接触农药、杀虫剂、重金属等有毒物质的人，他们患帕金森病的概率较高。

帕金森病的预防

一级预防（无病防病）	**健康生活方式**：保持均衡的饮食，多摄入富含维生素的食物，如胡萝卜、苹果等，避免过量摄入糖分、脂肪和乳制品。积极进行体育锻炼，如行走、爬山、游泳等，以增强体质
	避免有害物质接触：尽量避免长期接触农药、金属铁等有害物质，减少患帕金森病的风险
	注意个人防护：保护头部，避免脑部外伤。如果不幸发生脑部外伤，应及时治疗
	谨慎用药：老年人应慎用吩噻嗪类、利血平类及丁酰苯类药物，这些药物可能与帕金森病的发生有关
二级预防（早发现、早诊断、早治疗）	**定期体检**：无论是否有家族遗传史，都应定期进行体检，以便及早发现潜在的健康问题
	早期识别症状：了解帕金森病的症状，如静止性震颤、肌强直、运动迟缓等，一旦发现这些症状，应及时就医检查
	早期治疗：帕金森病的亚临床期较长，早期诊断和早期治疗对于延缓病情进展至关重要。根据医生建议，可采用药物、理疗等多种方法进行治疗

三级预防（延缓病情发展、防止病残、改善生活质量）	综合治疗：结合药物、手术、理疗、体疗等多种手段进行综合治疗，以延缓病情发展
	心理疏导：重视心理疏导安抚和精神关爱，保持积极心态，增强对疾病的抵抗能力
	功能锻炼：鼓励病人进行主动运动和功能锻炼，如吃饭、穿衣、洗漱等日常活动，以维持肢体运动功能和生活自理能力

中医按摩预防帕金森病

1. 按摩选穴与手法

印堂至前发际：用双手拇指桡侧缘交替推印堂至前发际 30 遍。

太阳穴：用双手大鱼际按揉太阳穴 30 次。

百会：用拇指螺纹面按揉百会 100 次。

头部敲击：用中指指端叩击头部 2 ~ 3 分钟。

2. 特殊按摩技巧

太极拳按摩：采用轻柔缓慢的太极拳动作，有助于减少紧张和疼痛，促进肌肉与脊椎的放松，改善关节的灵活性。

深层按摩：能缓解肌肉紧张，放松僵硬的肌肉，并刺激血液循环。

精油按摩：结合使用适宜的精油，有助于缓解疼痛，放松肌肉，改善血液循环。

注意事项

推拿按摩应在舒适的环境下进行，保持适当的室温和湿度。

按摩前确保双手清洁，并使用合适的力度和手法，避免过度用力造成损伤。

如有特殊不适或疼痛加重，应立即停止按摩并咨询专业医生。

帕金森病病人应配合药物治疗和定期复诊，推拿按摩仅作为辅助保健措施。

第三章　远离那些
要命的疾病

国家卫健委公布报告显示，我国人口死亡原因中近九成由慢性病所致，慢性病致死率已居全国总死亡率之首。高血压、高脂血症、癌症等都属于慢性病范畴。那么，日常生活中，我们如何做才能远离这些疾病，享受健康人生呢？

让人伤不起的冠心病

冠心病是一种常见的心脏疾病，是由冠状动脉病变引起的。它严重影响了人们的生活，因此建立良好的生活习惯、做好日常预防就显得至关重要。

什么是冠心病

冠心病，全称冠状动脉粥样硬化性心脏病，是一种由冠状动脉器质性狭窄或阻塞（即动脉粥样硬化或动力性血管痉挛）引起的心肌缺血缺氧或心肌坏死的心脏病。

冠心病的病因比较复杂，一般认为与年龄有关，随着年龄的增长，动脉损伤和狭窄的风险增加，容易引起冠心病，而男性比女性更容易患上冠心病，但女性在绝经后发病率逐渐上升。

具有家族遗传因素，如果家中有冠心病发作史的人，其患病概率也会增加。不良生活习惯，比如吸烟、喝酒、缺乏体力劳动，都会增加冠心病发生的概率。

除此之外，一些疾病因素，比如高血压、高脂血症、糖尿病和肥胖，也会导致冠心病的发病概率增加。其他因素，包括饮食、性格等，也可能增加患冠心病的概率。

冠心病的高发人群

冠心病多见于 40 岁以上的中老年人，尤其是男性在 40 岁以上、女性在 50 岁以上或绝经后。吸烟者罹患冠心病的风险是不吸烟者的 2 倍。有冠心病家族史的人，其后代较常人更易患冠心病。脑力劳动者、"三高"人群、肥胖者、长期口服避孕药的人都是冠心病的高危人群。

冠心病的临床表现

胸痛（心绞痛）：常表现为胸骨后的压榨感、闷胀感，会持续 3 ~ 5 分钟。症状常发散到左侧臂部、肩部、下颌、咽喉部、背部，也可放射到右臂。

胸闷：病人可能感到呼吸不畅，胸部有压迫感。

劳动耐力下降：病人在进行日常活动时可能感到力不从心，容易疲劳。

冠心病的预防

一级预防（主要是针对冠心病危险因素进行干预，从而预防或降低冠心病的发生风险）	健康饮食：保持均衡的饮食，减少饱和脂肪和反式脂肪的摄入，如动物脂肪、油炸食品等。增加膳食纤维的摄入，如多吃蔬菜、水果、全谷类食物
二级预防（主要是在冠心病发生后，通过药物或非药物措施来防止病情进一步恶化或复发）	适度运动：每周至少进行 150 分钟的中等强度有氧运动，如快走、游泳、骑自行车等。身体素质较差或已存在心血管疾病的人群，应在医生或专业人员的指导下进行运动
	戒烟限酒：戒烟，限制酒精摄入对于降低冠心病风险至关重要
	控制体重：维持健康的体重，避免肥胖。肥胖是冠心病的重要危险因素。因此，应通过合理饮食和适度运动来控制体重
	控制慢性疾病：已患有高血压、糖尿病、高脂血症等慢性疾病的人群，应积极治疗并控制病情
	定期体检：定期进行体检，关注血压、血糖、血脂等指标的变化，及时采取调整措施

	规范用药：遵循医生的建议，按时服用治疗冠心病的药物，如抗血小板药物、降脂药物等。不要随意停药或更改药物剂量
	改善生活方式：与一级预防类似，继续保持良好的饮食、运动等生活习惯
	控制危险因素：对于高血压、糖尿病、高脂血症等危险因素，应积极控制并维持在正常范围内
	定期复查：定期进行心电图、超声心动图等检查，了解心脏功能和病情的变化。如有不适或病情加重，应及时就医并接受治疗

中医养生预防冠心病

冠心病是当今社会常见的心血管疾病之一，中医养生理念强调人与自然、人与社会的和谐统一，对于冠心病的预防具有一定的优势。

1. 顺应自然变化

中医讲究"天人合一"，强调人应顺应自然规律的变化。在日常生活中，应根据季节、气候的变化，合理安排作息时间，避免过度劳累和过度消耗。例如，春季养生应"养肝"，夏季应"养心阳"，秋季应"养肺阴"，冬季应"养肾阳"。

2. 饮食调养

中医饮食调养注重将食物的性味与身体的需要相结合。为预防冠心病，应多食用清淡、低脂、富含膳食纤维的食物，如蔬菜、水果、粗粮等，并尽量少吃油腻、辛辣、高盐、高糖的食物。同时，还可根据个人体质和季节变化，选择具有活血化瘀、养心安神等功效的食材，如红枣、枸杞、山楂、桂圆等。

3. 适度运动

中医认为"动则生阳"，适度的运动有助于增强体质、促进气血流通。预防冠心病，应选择适合自己的运动方式，如散步、慢跑、太极拳、八段锦等。每天坚持一定的运动量，有助于改善心血管功能，降低冠心病的风险。

别把高血压不当回事

高血压、高血糖和高脂血症被称为"三高"。高血压在我国成年人群中的发病率高达 20%，而且越来越呈现年轻化趋势。世界卫生组织已经确认，高血压为导致心血管病死亡率的主要原因，需要引起人们的关注。

高血压诊断标准

高血压是血液在流动时对血管壁造成的压力值持续高于正常的现象。根据《中国高血压临床实践指南》，成人高血压的诊断标准是：

诊断标准	1 级高血压（轻度）	2 级高血压（中度/重度）
收缩压（SBP）≥ 130 毫米汞柱 或舒张压（DBP）≥ 80 毫米汞柱	收缩压 130 ～ 139 毫米汞柱 或舒张压 80 ～ 89 毫米汞柱	收缩压 ≥ 140 毫米汞柱 或舒张压 ≥ 90 毫米汞柱

高血压发病原因及高发人群

高血压的发病原因复杂，主要包括：遗传因素，具有明显的家族聚集性，遗传是成人高血压的一个极强的决定因素；不健康的生活方式，如高盐饮食、过量饮酒、长期精神紧张和体力活动不足等；肾小球疾病、肾上腺素分泌过量等疾病因素都可能引起高血压。

高血压典型症状包括头痛、疲倦或不安、心律失常、心悸耳鸣等。但值得注意的是，许多高血压病人在没有任何症状的情况下已出现其他并发症，如脑卒中、视物模糊、意识丧失、失忆等，因此高血压也被称为"无声的杀手"。

高血压的高发人群主要包括：老年人，特别是超过 60 岁的老年人；有家族遗传史的人，即如果一个人的直系亲属（如父母或祖父母）中有患高血压的人，那么他患高血压的风险也会相应增加。

肥胖和体重超标的人、缺乏运动的人、饮食不健康的人和饮酒过量的人，都可能导致血压高；女性在怀孕期间容易出现妊娠高血压，这是一种特殊类型的高血压；除此之外，糖尿病、肾病等慢性疾病病人，也更容易出现高血压的情况。

高血压的日常预防

1. 保持健康的生活方式

均衡饮食：

减少钠盐摄入：每日食盐量应不超过 6 克，限制高盐食物的摄入，如咸菜等腌制食品。

增加钾盐摄入：多食用富含钾的食物，如香蕉、橙子、菠菜等，这些有助于降低血压。

控制脂肪摄入：减少摄入饱和脂肪和反式脂肪，选择健康的脂肪来源，如橄榄油、鱼油等。

限制糖分摄入：减少高糖食物的摄入，如糖果、甜饮料等，预防肥胖和糖尿病。

保持适当的体重，通过合理饮食和规律运动控制体重指数（BMI）在正常范围内（通常认为 BMI 在 18.5~23.9 为正常）。

每周进行至少 150 分钟的中等强度有氧运动，如快走、慢跑、游泳等。

2. 保持良好的心理状态

学会管理压力和放松技巧，如深呼吸、冥想、瑜伽等。保证每晚 7~9 小时的充足睡眠，有助于降低血压和保持心血管健康。

3. 避免不良习惯

戒烟限酒，吸烟和过量饮酒都会增加高血压的风险，应尽早戒烟并限制酒精摄入。

避免咖啡因过度摄入，咖啡因可能导致血压升高，因此应限制咖啡、茶和巧克力等含咖啡因的饮料和食品的摄入。

4. 自我监测与管理

定期测量血压，积极管理其他健康问题，如有糖尿病、高脂血症等慢性疾病，应积极治疗和管理，以控制高血压的风险。

中医预防高血压

1. 中医理论对高血压的认识

中医认为高血压与肝阳上亢、肝肾阴虚、阴虚阳亢等有关，应根据病人辨证的类型进行治疗。

2. 中医预防高血压的方法

推拿作为一种传统的中医治疗方法，在预防高血压方面具有一定的辅助效果。推拿方法如下：

耳部穴位按摩：高血压病人可以通过刺激耳部肝胆经穴位，达到清肝胆、除肝热、稳血压的目的。其中，桥弓穴是一个重要的穴位，它位于人体脖子两侧的大筋上。按摩时，可以从耳垂下方向下推至锁骨上窝，往返约二十次，这样可以按摩到颈动脉，刺激血压调节中枢，从而起到降血压的作用。

足部穴位按摩：脚被称为人体的第二心脏，有诸多穴位同脏腑相连。高血压病人可以常对足部进行按摩，特别是涌泉穴（在足底，屈足卷趾时足心最凹陷中），着重寻找压痛点，有助于调节脏腑功能，降低血压。

　　下腹部按摩：大巨穴位于下腹部，脐中下 2 寸，距身体前正中线旁开 2 寸。用双手指端按压大巨穴，并做环状运动，每次 3 分钟左右，每日 2 次，有助于调节胃肠功能，促进身体排毒，降低血压。

注意事项

　　适度按摩：推拿按摩应适度，避免用力过大或过小，以免对身体造成不必要的伤害。

　　持之以恒：推拿按摩需要持之以恒，不能一蹴而就。只有长期坚持，才能达到预防高血压的效果。

　　结合生活调理：推拿按摩只是预防高血压的辅助手段之一，还需要结合健康的生活方式、合理的饮食和适当的运动等调理措施，才能更有效地预防高血压的发生。

糖尿病是一种富贵病

随着生活水平的提高，糖尿病患者也逐渐增多，糖尿病已经成为影响人们生活健康的杀手之一。如何预防糖尿病、糖尿病病人日常如何护理，是我们需要了解的基本常识。

糖尿病概述、分型

糖尿病是由胰岛素分泌和（或）利用缺陷所引起的，长期碳水化合物、脂肪、蛋白质代谢紊乱可导致多系统损害，影响眼、肾、神经、心脏、血管等组织器官的功能。病情严重或应激时，还可能发生急性严重代谢紊乱，如糖尿病酮症酸中毒、高渗高血糖综合征。

糖尿病的类型

1 型糖尿病（胰岛素依赖型）	2 型糖尿病（非胰岛素依赖型）	继发性糖尿病	妊娠糖尿病
占糖尿病病人总数的 5%～10%，发病年龄多在 30 岁以下，成年人、老年人发病较少。这类病人需要依赖注射胰岛素，否则会出现酮症酸中毒，如不及时治疗可能有生命危险	占糖尿病病人总数的 80%～90%，多数发病在 35 岁以后，起病缓慢、隐匿，有些病人是在健康体检时发现的。这类病人一般可以不用胰岛素治疗	已有明确病因的一类糖尿病，如胰腺切除、急慢性胰腺炎、皮质醇增多症、肢端肥大症等，或由长期服用某些药物引起	妇女在妊娠期间诊断出来的一类特有的糖尿病

糖尿病症状及高发人群

糖尿病的症状包括多饮、多食、多尿以及体重下降等，由于体内大量尿糖丢失，机体处于半饥饿状态，同时高血糖刺激胰岛素分泌，易产生饥饿感，导致食欲增强。

由于尿量增多，水分丢失过多，细胞内脱水，刺激口渴中枢，导致烦渴多饮。会出现尿量增多症状，排尿次数也增多，由于胰岛素不足，机体不能充分利用葡萄糖，体内碳水化合物、脂肪及蛋白质被大量消耗，再加上水分丢失，导致体重减轻、形体消瘦。

糖尿病的高发人群主要包括超重或肥胖的人群、年龄较大的人群、有家族糖尿病史的人群、缺乏运动的人群、长期处于负面情绪中的人群以及有不良生活习惯的人群。

糖尿病病人的饮食原则

1. 总体饮食原则

多样化与均衡：糖尿病病人的饮食应多样化，确保营养全面均衡。推荐食物种类包括奶类、谷类、肉类和蔬菜水果类。

控制总热量：根据病人的身高、体重、年龄和活动量等因素，制订个性化的饮食计划，控制总热量摄入。

选择低升糖食物：优先选择升糖指数（GI）较低的食物，有助于更好地控制血糖。

2. 三餐建议

早餐	午餐	晚餐
补充少量蛋白和碳水化合物，如豆浆、牛奶、鸡蛋等。避免油炸、含糖多的食物，可以选择全麦面包、燕麦片等	多吃蔬菜，如豆角、茄子、胡萝卜等，烹饪方式以清炒、蒸、炖为主。适量摄入瘦肉、鱼肉等优质蛋白。控制主食量，可以选择粗粮或杂粮，并避免过多摄入精白米面	喝粗粮粥，搭配适量蔬菜，避免过多摄入主食，特别是精白米面

3. 食物选择

谷类：推荐粗细搭配，如小米、薏米、高粱、燕麦等。主食方面，建议每餐控制在一两至二两。

蔬菜：多吃绿叶蔬菜，如白菜、芹菜、菠菜等。根茎类蔬菜要适量，并可作为主食的替代品。

肉类：选择瘦肉、鱼肉等优质蛋白，避免过多摄入肥肉和动物内脏。

水果：在血糖控制达标后，选择低糖水果，如樱桃、猕猴桃、柚子等，每天食用量控制在半斤内。

4. 饮食顺序与习惯

进食顺序：先吃蔬菜，再吃肉类，最后吃主食。这种方法有助于降低升糖速度。

饮食习惯：避免暴饮暴食，保持定时定量的饮食习惯。吃饭时要细嚼慢咽，有助于减轻胰岛的负担。

中医养生预防糖尿病

1. 中医穴位按摩

然谷穴按摩：位于脚的内侧，足舟骨粗隆下方，赤白肉际处，属于足少阴肾经的行走穴。定期按摩此穴位，有助于改善肾功能和血糖代谢，对预防糖尿病有一定帮助。

捏大鱼际：与肺阴虚和肺热有关，通过捏大鱼际，刺激鱼际穴（位于第一掌骨桡侧中点赤白肉际处），可以帮助调节体内阴阳平衡，预防糖尿病。

内庭穴按摩：与胃阴不足和胃热有关，捏内庭穴并注重清胃泻火、滋阴增液，有助于改善脾胃功能，对预防糖尿病有积极作用。

2. 中医灸法

灸法以艾草为主要施灸材料，熏灼穴位，达到调整经络脏腑功能，防病治病的目的。对于糖尿病病人，尤其是体质偏虚寒、痰湿、瘀血较严重者，灸法具有一定的辅助治疗作用。

心脑血管疏通百病祛

心脑血管疾病是威胁人类健康的主要杀手之一，其发病率和死亡率均居高不下，即使应用最先进、完善的治疗手段，仍有 50% 以上的脑血管意外幸存者生活不能完全自理。

心脑血管常见疾病及症状

心脑血管疾病是指影响心脏和脑部血管健康的一类疾病，包括冠状动脉、脑血管以及全身性动脉系统的病变。这些疾病通常与高血压、高脂血症、糖尿病等慢性病密切相关，严重威胁着人类的健康和生命。心脑血管常见疾病及症状如下：

常见病	症状
冠心病	冠心病是由于冠状动脉发生粥样硬化病变，导致心肌缺血、缺氧或坏死而引起的疾病。常见症状包括胸痛、胸闷、心悸等
高血压	高血压是指血液在血管中流动时，对血管壁产生的压力值持续高于正常值的现象
中风	中风是脑血管疾病的一种，主要表现为脑部缺血或出血性损伤。病人可能会出现头晕、头痛、肢体麻木、言语不清等症状
心力衰竭	心力衰竭是指心脏泵血功能受损，不能满足机体对血液和氧气的需求而发生的综合征。常见症状包括呼吸困难、乏力、水肿等
动脉硬化	动脉硬化是动脉血管壁增厚、变硬、失去弹性和管腔狭窄的病变总称
心律失常	心律失常是指心脏激动的起源或传导异常，导致心脏节律或频率的异常。常见症状包括心悸、胸闷、头晕等
脑血管疾病	脑血管疾病指的是脑部血管病变引起的疾病，包括脑出血、脑梗死等

心脑血管疾病高发人群

老年人：随着年龄的增长，老年人的血管组织会出现不同程度的生理性衰退，增加了心脑血管发生狭窄、硬化等风险。

长期患有高血压的人：动脉血管壁会增厚或变硬，管腔也会变细，导致心脑血管及供血改变。

糖尿病患者：糖尿病是患心脏病或缺血性卒中的危险因素，易引起各类心脑血管并发症，如冠状动脉粥样硬化、脑梗死等。

长期吸烟者、肥胖症病人以及具有心脑血管疾病家族史的人：可能增加心脑血管疾病的风险。

心脑血管疾病的预防

合理的饮食是预防心脑血管疾病的基础。应减少高脂、高糖、高盐食物的摄入，增加蔬菜、水果、全谷类等富含纤维和维生素的食物的摄入。地中海饮食就是一个典型的健康饮食模式，它强调蔬菜、水果、全谷类、豆类、坚果和橄榄油的摄入，同时限制红肉和加工肉的食用。具有软化血管作用的食物如下：

鱼类：如三文鱼、鳕鱼、沙丁鱼等富含欧米伽-3脂肪酸，有助于降低血液中的胆固醇水平，减少动脉粥样硬化的风险。

坚果类：核桃、杏仁、腰果等富含健康的不饱和脂肪酸，可以保护血管内皮细胞免受损伤，促进血管扩张和血流畅通。

玉米：含有大量的卵磷脂、谷甾醇、亚油酸和维生素E，能有效预防高血压，避免动脉硬化的发生。

富含抗氧化剂的食物：西红柿、苹果、绿茶等。

具有特定营养素的食物：黑木耳、山楂、茄子、红枣、山药、黑芝麻、海带等。

适度运动也可以增强心肺功能，降低血压和血脂，减少心脑血管疾病的风险。建议每周进行至少 150 分钟的中等强度有氧运动，如快走、游泳、骑自行车等。

吸烟和过量饮酒都是心脑血管疾病的重要危险因素，肥胖也是心脑血管疾病的危险因素之一。

定期体检可以及早发现心脑血管疾病的风险因素，如高血压、高脂血症等。

保暖防寒。中医认为，寒冷是心脑血管病的重要诱因之一。寒冷会刺激血管收缩，增加心脑血管的负担。因此，在冬季和寒冷时节，要注意保暖防寒，避免寒冷的刺激。同时，也要注意保持室内温度适宜，避免过度寒冷或过度炎热对心脑血管造成不良影响。

此外，全谷物食品如糙米、全麦面包等，也富含膳食纤维和植物固醇，对于维护血管健康有着积极的作用。

虽然这些食物对软化血管有益，但并不能替代药物的治疗。已经患有心脑血管疾病的人群，应在医生的指导下进行综合治疗。

小知识

为什么摄入盐分太多容易得心脑血管疾病？

当摄入过多的盐分时，会导致体内水分滞留，形成水钠潴留的状态。这种状态会增加血管的容量负荷，导致血管壁的压力增大，进而引发血压升高。长期的高血压状态会对血管内膜造成损伤，影响血管的修复功能。

盐分高导致的高血压会增加心脏的负担，使心脏需要更多的力量来泵血，从而增加了心脏病病人患心肌梗死的风险。高血压还会导致脑动脉的压力增大，容易引发脑血管病变。

根据研究，适量食用盐可以满足人体对钠的需要，通常成人每日摄入 6~8 克盐就足够了，因此，控制盐分摄入是预防心脑血管疾病的重要措施之一。

夺人性命的脑中风

脑中风又称"脑卒中"或"脑血管意外"。它是一种严重的脑血管疾病，由于致残率和复发率较高，严重影响着人类的健康，因此脑中风的预防就显得至关重要。

脑中风病因和症状

脑中风是由于脑血管破裂或栓塞导致的急性脑部血循环障碍，其临床表现通常包括突然出现昏扑、半身不遂、言语不清、口舌㖞斜、偏瘫等。它可分缺血性脑卒中和出血性脑卒中。

脑中风的原因很多，其中最常见的原因是动脉粥样硬化，随着年龄的增长，血管壁逐渐变厚，管腔变窄，导致血流受限，容易形成血栓或斑块脱落引发脑卒中。长期高血压会使脑部小动脉发生变性，形成微动脉瘤，当血压突然升高时，微动脉瘤破裂，引发脑出血。糖尿病病人血管壁变薄，脆性增加，容易破裂出血。此外，脑血管畸形、高脂血症以及高血糖都会导致血液黏稠度增高，容易形成血栓，阻塞脑部血管。

1.警惕脑中风的多种症状

一侧面部、手臂或腿部的无力、麻木或瘫痪，难以表达或理解语言，出现失语或语言不流利，以及触觉、温度、疼痛等感觉的异常，可能出现一侧身体的感觉减退或丧失，视野缺损、模糊或失明等症状，同时可能伴随头痛、眩晕和意识障碍，可能出现意识模糊、昏迷等症状。

2. 脑中风的高发人群

经常吸烟和酗酒，饮食偏咸、膳食中含饱和脂肪酸过多，这些不良生活习惯可能导致血压和血脂异常，进而诱发中风。

高血压病人是中风的高危人群。据统计，脑出血病人中高达93%有高血压病史，脑血栓病人中86%有高血压病史。高血压会导致血管壁受损，增加血管阻力，血流速度加快，从而引发中风。

心肌梗死、心律失常、细菌性心内膜炎等心脏病病人，以及做过心脏手术、安装人工心脏起搏器者，容易形成血栓并引发中风。

糖尿病病人由于代谢紊乱，容易导致动脉粥样硬化加重，进而增加中风的风险。

老年人、缺乏运动者、休息欠佳者也容易增加中风的风险。

警惕脑中风的先兆

（1）头晕、头痛，特别是突然发生的眩晕，发作时难以站立；与平日不同的头痛或突然加重的头痛，可能表现为全头痛变为局限性头痛，或间歇性头痛变为持续发作。

（2）言语与视觉障碍，吐字不清，表现为暂时的言语不利、说话不清、吐字困难、失语或语不达意。视觉异常，如一过性黑蒙，即病人突然眼前发黑、视物不清，但数秒钟后可能恢复正常。

（3）感觉与运动障碍，肢体麻木，突然感到一侧脸、手脚或肢体麻木，可伴有舌麻、唇麻，或一侧的上下肢发麻。一侧面部或上下肢肌力减弱、不受支配，出现口角㖞斜、吞咽困难、一侧肢体乏力、胳膊无法抬起、手中物品突然掉落等。

（4）意识与性格改变，精神萎靡不振、老想睡觉或整日昏昏沉沉，频繁打哈欠。性格的突然改变，如变得易怒、焦虑或抑郁。

（5）血压异常，血压突然持续升高至200/120mmHg，可能是脑出血的先兆。血压突然降至80/50mmHg以下，可能是脑血栓的先兆。

防止脑中风，日常预防少不了

1. 控制危险因素

高血压是脑中风最危险的因素之一，高血压病人需通过口服降压药物来控制血压，并定期接受体检，密切留意病情的变化情况。

糖尿病和高脂血症也是脑中风的危险因素。病人需要在医生指导下使用降糖药、降脂药等，积极控制病情。

2. 健康生活方式

保持清淡的饮食，避免高脂肪、高胆固醇的食物，如炸鸡、薯条、腌制品等；选择低盐、低脂肪、低糖的食物，多吃蔬菜水果，适量食用豆制品。适量运动，如散步、慢跑、打太极等，这些强度适宜的运动有利于控制体重，提高身体素质。

避免情绪波动太大，因为情绪波动太大容易导致脑缺血，从而增加脑中风的风险；保证睡眠，保持规律作息，避免过度劳累。

3. 定期体检

定期进行体检和相关检查，如血压、血脂、血糖等检测，以便及时发现和治疗潜在的危险因素。同时，要关注脑中风的先兆症状，如头晕、头痛、肢体麻木等，一旦出现这些症状，应立即就医。

警惕睡眠障碍

睡眠是人类最重要的生命活动之一，对人体的健康起到了至关重要的作用。如果睡不着、睡不好，白天就会没精神，不仅影响健康，对心理也会造成极大的负担。

了解睡眠障碍

睡眠障碍是由于多种因素引起的睡眠质量、睡眠时间或睡眠节律的异常变化。这种变化可能会导致白天疲倦、注意力不集中、情绪波动等，进而影响个人的生活质量和身心健康。

睡眠障碍的种类和表现如下：

种类	表现
失眠症	长期无法获得足够的睡眠，入睡困难，睡眠不深，易醒，多梦，早醒等。病人白天会感到疲惫，注意力不集中，记忆力下降
嗜睡症	白天过度困倦，无法保持清醒，睡眠时间远超正常需求。可能在需要清醒的场合下突然入睡，如驾车、工作时等
发作性睡病	表现为不可抗拒的发作性睡眠，以及睡眠中出现的异常行为，如睡眠瘫痪、幻觉等
梦魇症	在睡眠中被噩梦惊醒，梦中多为害怕的事情或情形，醒来后能清楚记得，常伴有心跳加快、出汗等症状，影响睡眠质量
睡惊症	在睡眠中突然哭喊、表情恐惧、出汗、呼吸急促等，可能会重复一些机械的动作，对别人的问话没有反应
睡行症（梦游症）	在睡眠中起床活动，甚至出门或做其他事情，但自己并不知情

睡眠障碍的原因很多，大致包括生活压力、情绪问题、呼吸系统疾病、神经系统疾病以及不良的生活习惯，如饮用咖啡、浓茶和吸烟，这些习惯也会影响到睡眠。

长期的睡眠障碍可能会导致记忆力下降、注意力不集中、情绪波动、免疫力下降等问题，严重的甚至可能引发心脏病、高血压等疾病。

如何判断睡眠障碍

1. 观察睡眠时间和质量

注意自己的睡眠时间是否足够且规律。一般来说，成年人每晚需要 7 ~ 9 小时的睡眠时间。如果发现自己长时间无法入睡，或者睡眠时间很短，可能是睡眠障碍的一个迹象。

即使睡眠时间充足，但如果醒来后仍然感觉疲惫、困倦，或者白天经常感到疲倦、无精打采，那么睡眠质量可能存在问题。

2. 注意睡眠中的异常行为

观察自己是否存在入睡困难、易醒、早醒等问题。这些都是失眠的常见表现，而失眠是睡眠障碍的一种常见类型。

如果发现自己白天经常感到困倦，甚至在需要清醒的场合下（如驾驶、工作时等）突然入睡，可能是嗜睡的症状。

睡眠障碍自我调理

规律作息，保持固定的睡眠时间，避免午睡过长，避免熬夜。保持卧室安静、整洁、舒适，避免噪声和光线的干扰。选择适合自己的床垫、枕头和被子，保证睡眠的舒适度。

晚餐要适量，避免过饱或饥饿感影响睡眠，避免在晚上饮用含有咖啡因或酒精的饮品。在睡前进行深呼吸、瑜伽等放松身心的活动，有助于减轻压力，促进睡眠。在睡前避免过度思考或处理压力问题，以免使大脑处于兴奋状态，从而影响到睡眠。

保持每周至少 3 次、每次 30 分钟以上的有氧运动，如散步、慢跑等，有助于改善睡眠质量。

中医养生帮助改善睡眠

中医按摩治疗助眠是一种古老而有效的方法，通过刺激特定的穴位，可以帮助调节身体的阴阳平衡，缓解紧张情绪，进而促进睡眠。常用穴位按摩有以下几处：

安眠穴：位于翳风穴与风池穴的中间，即枕骨与耳垂之间的位置。可以用双手中指指尖轻轻按揉 1 ~ 2 分钟，以达到安神、助眠的目的。

神门穴：在腕前内侧，腕掌侧远端横纹尺侧端，尺侧腕屈肌腱的桡侧缘。属于手少阴心经。用拇指轻揉 1 分钟即可，有助于舒缓心神，促进睡眠。

印堂穴：在头部，两眉毛内侧端中间的凹陷中。用中指的指端部位按揉，一般 1 ~ 3 分钟，有助于缓解头部紧张，促进睡眠。

太阳穴：位于额头两侧靠近眉梢的凹陷部位。用双手食指指端来回按摩 60 秒，对于缓解大脑疲劳有明显的帮助，进而改善睡眠。

百会穴：位于头顶正上方，前发际正中直上 5 寸。如果有明显的凹陷，便是此穴位。按摩方法是：用中指指腹向下持续按压几秒钟，然后松开并继续按压，这个过程 3 ~ 5 分钟，有助于放松大脑，促进睡眠。

内关穴：位于腕部横纹 6 ~ 7 厘米处。用拇指指端旋转按揉 1 分钟即可，有助于改善睡眠质量。

除了穴位按摩外，还有一些其他的中医按摩方法可以帮助促进睡眠。

脚底摩擦：失眠时可以让双脚合拢起来相互摩擦，使血液循环畅通，待脚部感到温暖，便可以在短时间内酣然入睡。

敲击脚底：每天晚上临睡前用拳头敲击脚底，以消除一天的疲劳。

晃动双脚：仰卧在床，先让双脚在空中晃动，然后像踏自行车一样让双脚旋转，持续 5 ~ 6 分钟，全身血液循环就会得到改善，有助于睡眠。

睡前热水泡脚：每晚临睡前，用 40℃ 左右的温水浸泡双脚，坚持 15 ~ 20 分钟，可以促进足部血管扩张、血流加速，加快血液循环，同时使脑部血液相对减少，从而有助于睡眠。

别让肿瘤恋上你

近年来，肿瘤的发病率明显上升，尤其是恶性肿瘤，即人们谈之色变的"癌症"，其发病率及死亡率呈明显上升趋势。2月4日是"世界癌症日"，防治肿瘤和提高肿瘤病人生活质量已经成为人们关注的话题。

肿瘤定义及分类

肿瘤是一种由局部组织细胞增生所形成的新生物，其酸性略强于健康的身体组织。

分类	特性
良性肿瘤	通常没有浸润能力，全身转移能力较差； 一般不会有致命危险，生长速度较慢； 临床上会通过手术进行切除，切除后一般不会发生转移或复发，但也需要定期复查
恶性肿瘤（癌症）	恶性细胞增生所导致，具有侵袭性强、可转移的特性； 能从原发部位转移到身体其他部位，对人体危害极大； 即使早期通过手术切除，也可能随病情发展出现扩散和转移； 需配合化疗、放疗、靶向药物治疗等方式控制病情，但通常较难治愈
交界性肿瘤	介于良性肿瘤和恶性肿瘤之间，大多属于良性肿瘤。但随着病情发展有可能会发展为恶性肿瘤

肿瘤的常见症状

体重下降：肿瘤影响免疫功能，导致体重变轻。

局部疼痛：肿瘤对局部肌肉及神经造成压迫，引起剧烈疼痛。

局部肿块：体表或潜在肿瘤可明显看到突出性肿块，生长速度慢。

局部出血：如消化道肿瘤可能导致便血、吐血等。

腹水：腹内器官肿瘤可能使腹腔中静脉压力增高，形成积水。

养成良好生活习惯，远离肿瘤

吸烟是诱发多种癌症的高危因素，尤其会增加患肺癌的概率，过量饮酒是多种癌症的主要危险因素，戒烟限酒能够显著降低患肿瘤的风险。

通过体育锻炼，如跑步、游泳、爬山等，可以增强身体的免疫能力，提高身体对肿瘤的抵抗力。每天至少进行 30 分钟的中等强度有氧运动，或 75 分钟的高强度有氧运动，同时结合肌肉力量训练等。

保持饮食的均衡性，摄入足够的营养物质，包括维生素、矿物质和蛋白质等，多吃新鲜的蔬菜和水果；减少高脂肪、高糖和高盐食物的摄入，避免暴饮暴食和过量摄入加工食品。这有助于降低患肿瘤的风险。

学会管理压力，避免长期紧张和焦虑，这有助于降低身体内分泌失调和肿瘤发生的风险。保持乐观的心态和积极的生活态度，有助于提高身体的免疫力和对肿瘤的抵抗力。

每年进行一次全面的身体检查，包括血液检查、影像学检查等，有助于及时发现潜在的肿瘤问题。针对特定类型的肿瘤进行早期筛查，如乳腺癌、宫颈癌、肺癌等，有助于早期发现和治疗肿瘤。

体内发现肿瘤怎么办

当体内发现肿瘤时，良好的心态对后续治疗及恢复至关重要。要勇敢面对现实，要明白肿瘤并不完全代表恶性或者癌症。当然，无论肿瘤性质如何，都应保持积极的心态，配合医生的诊疗。

选择专业的医师为您诊疗至关重要。目前，治疗肿瘤有多种手段和方法，如手术治疗、化学药物治疗、放射线治疗、免疫治疗等。千万不要病急乱投医，也不要讳疾忌医。一旦发现肿瘤，应及早治疗。其实，肿瘤并不可怕，早期发现可以显著提高治疗效果。因此，我们要以科学的态度认真对待，不漠视、不回避，让肿瘤及早远离我们的生活。

小知识

了解食道癌

食道癌，也称为食管癌，是指起源于食管上皮的恶性肿瘤。我国食道癌的发病率在全部恶性肿瘤的发病率中约占第 6 位，死亡率约占第 4 位。

男性食道癌的患病率与死亡率均高于女性，发病高峰年龄为 45 ~ 80 岁。

预防食道癌

避免吃过冷、过烫、过硬的食物，少喝或不喝烈酒、浓茶、浓咖啡。

避免长期食用可能含有亚硝胺、黄曲霉素等致癌物质的食物，如隔夜蔬菜、腐烂的水果、霉变的粮食、腌制的食物、烧烤食物等。

为身体补充优质蛋白质和维生素，增强机体免疫力。

尽早治疗食管炎、食管白斑、食管息肉、食管憩室等疾病，防止恶变。

别被体内癌细胞吓破胆

人人都有癌细胞，但不是人人都会得癌症，少量的癌细胞是无法发展成癌症的。不要谈癌细胞色变，养成良好的生活习惯，让癌症远离我们。

癌细胞是怎样产生的

人体每天都在进行新陈代谢，每天都有新细胞产生，在这个过程中，当DNA转录错误，就会发生DNA突变，导致癌细胞产生。不过，细胞复制错误是可以修复的，所以少量的癌细胞无法发展成癌症。但是，当这些细胞受到致癌因素刺激，如果此时免疫功能下降，就会造成癌细胞堆积，进而恶变成癌症。

癌细胞和正常细胞的差异

差异	正常细胞	癌细胞
形态结构	正常细胞在大小、形态上通常比较一致，且细胞内仅有一个细胞核	癌细胞的大小和形态不一致，可能出现巨核、双核、多核或异形核等形态
细胞分化度与增殖能力	具有较高的分化度，能够执行特定的生理功能。有一定的最高分裂次数，增殖速度较为稳定	分化度较低，表现为细胞形态和功能的异常。具有无限增殖的特性，且增殖速度可能更快
代谢	参与人体的新陈代谢来维持细胞生命	与正常细胞存在显著差异，分解代谢可能会降低，导致病人出现代谢失衡
生长与转移特性	生长方式有规律且处于匀速状态	生长为自主性，脱离机体控制后会表现出不间断的繁殖和分化。具有较强的转移能力，可以通过血管或淋巴管形成远处器官或淋巴道的转移

哪些人更容易患癌

从 35 ~ 39 岁年龄组开始显著增加，并在 80 ~ 84 岁年龄组达到峰值。这表明随着年龄的增长，癌症的发病率逐渐上升。

男性发病率普遍高于女性，尤其是在前列腺癌、结直肠癌等方面。女性在某些癌症类型上发病率较高，如乳腺癌、子宫颈癌等。

有家族遗传史，如乳腺癌、卵巢癌、胃癌等癌症与遗传有关，直系亲属中有多人患恶性肿瘤的人群是癌症的高发人群。

长期在具有很多粉尘的环境中（如石棉厂、煤厂）工作的人群，或长期接触化学物质（如亚硝胺、芳香胺等）的人群。如有长期吸烟、酗酒、熬夜等不良生活习惯，这些习惯容易导致肺癌、胃癌、肝癌等恶性肿瘤的产生。

有慢性病史的人群，肥胖也是多种癌症的独立危险因素，如乳腺癌、结直肠癌等。

将癌细胞扼杀在摇篮里

不抽烟喝酒。吸烟是导致肺癌、口腔癌、喉癌等多种癌症的主要原因。烟草中的尼古丁、焦油等有害物质能够损伤 DNA，增加基因突变的风险，从而诱发癌症。酒精进入人体后可转化为乙醛，这是一种已知的致癌物，能破坏细胞正常生长发育过程，增加患肝癌、胃癌等癌症的风险。

不熬夜，坚持运动。长期熬夜、睡眠不足可能导致免疫力下降，增加患癌风险。缺乏运动锻炼会导致肥胖以及内分泌紊乱，肥胖是多种癌症的独立危险因素，如乳腺癌、结直肠癌等。

通过饮食来预防癌症

增加蔬菜和水果的摄入，这些食物富含维生素、矿物质和抗氧化剂，如维生素 C、维生素 E 和 β–胡萝卜素等，这些成分有助于保护细胞免受损伤，降低患癌症的风险。《中国居民膳食指南》建议，成年人每天应吃蔬菜 300 ~ 500 克，吃多种蔬菜，深色蔬菜至少占一半；每天应吃水果 200 ~ 400 克。

增加全谷类食物的摄入，全谷类食物如全麦面包、糙米、燕麦等富含纤维和其他有益的营养素，可以帮助降低结肠癌等癌症的风险。适量增加全谷类食物在饮食中的比重，有助于维护肠道健康，减少患癌风险。

限制红肉和加工肉的摄入，过多的红肉摄入与结直肠癌等癌症的风险增加有关。加工肉类如香肠、午餐肉等可能含有致癌物质。尽量采取健康的烹饪方式，如煮、蒸、炖等，避免熏制、烧烤、油炸等不健康烹饪方式。

限制高糖、高脂和高盐食物的摄入，这些食物可能增加肥胖、高血压等慢性疾病的风险，从而增加患癌风险。避免过量摄入含糖饮料、糖果、油炸食品等高糖、高脂食物，同时控制盐的摄入量，减少腌制食品的摄入。

增加膳食纤维的摄入，膳食纤维有助于促进肠道蠕动，减少有害物质在肠道内的停留时间，降低患结肠癌等癌症的风险，膳食纤维主要来源于全谷类食物、蔬菜、水果和豆类等。

第四章　急救比医生快一步

"急救比医生快一步"这句话强调了急救在紧急情况下的重要性和紧迫性。在紧急情况下，特别是在医生无法立即到达的场合，及时的急救措施可以挽救生命、减轻伤害或防止病情恶化。掌握正确的急救方法，可以在关键时刻挽救一个人的性命。

猝死生死时速：是那"黄金四分钟"

《中国心血管病报告 2011》指出，我国每年由于心脏疾病猝死的人数多达 55 万人，每天猝死的人数在 1500 人左右。如果救治及时，可极大提高病人生存概率，因此，学会正确急救方法，和死神抢夺"黄金四分钟"至关重要。

什么是猝死，什么是"黄金四分钟"

猝死通常指病人因自然疾病而突然死亡，且有时发生在症状出现后 1 小时内。世界卫生组织（WHO）的定义为："平素身体健康或貌似健康的病人，在出乎意料的短时间内，因自然疾病而突然死亡即为猝死。"猝死的原因可能包括心源性（如心肌梗死、心律失常等）和非心源性（如药物或食物中毒、严重感染等）。

"黄金四分钟"是指对心搏骤停病人在心搏骤停的四分钟之内，立刻开始有效的抢救措施。及早进行心肺复苏，是取得良好预后的决定性因素，也更有助于病人恢复呼吸、心跳及意识。

猝死发病的几大特点

猝死的发生往往是不可预料的，病人可能没有出现明显的即将死亡的征兆。猝死是一种只能预防，不能治疗的疾病，因为一旦死亡发生，任何治疗都是徒劳的。中国每年有大量的猝死事件发生，尤其是在中年人群中。

猝死的病人可能会出现意识不清、四肢抽搐、口吐白沫等症状，并可能伴有胸闷、胸痛等。

重要数据：

在心搏骤停后的四分钟内开始进行心肺复苏，可能有半数病人被救活。

神经系统耐受缺氧时间极限大概只有四分钟，超过此段时间可能会导致不可逆的损伤发生。

正常室温下，心搏骤停四分钟后脑细胞就会出现不可逆转的损害，时间超过十分钟，即使病人抢救过来，也可能是脑死亡。

如果身边的人突发心搏骤停，牢记救命步骤，关键时刻可以救命。

1. 判断意识和呼吸

拍打病人肩膀并呼叫，观察病人是否有反应。

观察病人胸部是否有起伏，以判断呼吸是否存在，一旦发现病人无意识和无呼吸，应立即拨打急救电话120。

2. 心肺复苏（CPR）

（1）胸外按压：

确定按压部位，位于双乳头连线与胸骨交界处。

双手交叉互扣，用掌根置于病人胸骨中下段，另一只手掌叠放在上面，垂直向下按压。

按压次数应在100次/分钟以上，按压深度应在5厘米以上，每次按压后应使胸廓回弹恢复。

（2）人工呼吸：

捏住病人鼻孔，深吸一口气后，用嘴唇封住病人嘴外侧，用力吹气。

每次吹气应持续1秒以上，确保胸廓有起伏。

胸外按压与人工呼吸的比为30∶2，即进行30次胸外按压后，再进行2次人工呼吸。

心肺复苏是一项专业的急救技能，需要接受专门的培训和实践才能掌握。在进行心肺复苏时，应遵循专业的指导，并尽快寻求专业医疗服务的帮助。

什么是 AED

AED 即自动体外除颤器，是一种便携式的医疗设备，可以自动分析特定的心律失常，并通过电击除颤来抢救心源性猝死病人。

使用 AED 的步骤一般如下：

（1）打开 AED 电源，按照语音提示操作。

（2）解开病人衣物，保持病人胸部干燥。

（3）按照图示在病人胸部贴上电极片。

（4）AED 开始分析病人心律，在此期间不要接触病人，以免影响分析。

（5）如果 AED 提示需要除颤，确保没有其他人接触病人后按下电击按钮。

（6）除颤后继续按照 AED 的语音提示进行 CPR（心肺复苏）操作。

AED 对于抢救心源性猝死病人至关重要。据统计，如果能在心源性猝死发生后的几分钟内使用 AED 进行除颤，病人的存活率将大大提高。因此，AED 的普及和使用对于提高公众急救水平、降低心源性猝死病人的死亡率具有重要意义。

注意事项

（1）使用 AED 时，确保病人处于平坦的地面上，并解开衣物以便电极片能够直接接触皮肤。

（2）在使用 AED 之前，确保电源充足，并按照语音提示正确操作。

（3）如果 AED 提示不需要除颤，则继续进行 CPR 操作，并等待急救人员的到来。

（4）使用 AED 时，应始终注意病人的情况，并在必要时及时寻求专业医疗人员的帮助。

急性心肌梗死：和时间赛跑的急症

近年来，随着生活节奏的加快、工作压力的增大以及不良生活习惯的养成，急性心肌梗死的发病率逐年上升，且呈现出年轻化趋势。据统计，我国每年因急性心肌梗死死亡的人数高达数十万，这给家庭和社会带来了沉重的负担。

急性心肌梗死的定义、症状及诱因

1. 心肌梗死的定义

心肌梗死（心梗）是指因冠状动脉出现急性堵塞，导致心脏肌肉因缺乏血液供应而坏死，进而使心脏功能受损的一种可能危及生命的急性病症。

2. 心肌梗死的症状

胸痛：这是心肌梗死最典型和最常见的症状。胸痛通常位于胸骨后或心前区，表现为压迫感、紧缩感、烧灼感或沉重感。这种疼痛可能放射到左肩、左臂、颈部、下颌或上腹部。

呼吸困难：由于心脏泵血功能减弱，病人可能会感到呼吸急促或呼吸困难。

出汗：病人可能会突然大量出汗，尤其是额头、手掌和脚掌。

恶心和呕吐：心肌梗死时，由于交感神经兴奋和胃肠道缺血，病人可能会出现恶心和呕吐的症状。

其他症状：焦虑、恐惧、头晕、晕厥，对于某些病人，尤其是女性、老年人或糖尿病病人，心肌梗死的症状可能不典型。他们可能只会出现轻微的胸痛或根本没有胸痛，而只是表现为气短、下颌或上臂疼痛、背部疼痛等。

3. 心肌梗死的几大诱因

早上 6 点到中午 12 点这段时间内，人体的交感神经兴奋性增强，可能导致心脏跳动频率加快，血压升高，诱发心肌梗死。突然或过度的体力活动会增加心脏的负担，诱发心肌梗死。长期运动过量、过度疲劳、精神长期处于高压下、情绪过于激动等，都可能影响心血管健康，诱发心肌梗死。

高盐、高脂、高糖饮食会导致血液中脂肪增多，血液黏稠度升高，增加心肌梗死的风险。

心肌梗死的高发人群

老年人：随着年龄的增长，动脉硬化逐渐加重，导致心脏血液供应不畅，从而增加了发生心血管疾病的风险。特别是年龄超过 50 岁的人群，心肌梗死的发生率会明显上升。

"三高"病人：高血压会加重全身小动脉硬化，导致血管血栓出现，增加心肌梗死的风险。高血糖会导致血液黏稠度升高，增加心肌梗死的风险。高脂血症会导致血管硬化，使血液不流通，诱发心肌梗死。

抽烟人群：吸烟会导致心肌缺氧，促使动脉粥样硬化病变的发生，同时还会引起脂质代谢紊乱，促进心肌梗死的发生和发展。

其他高危人群：肥胖人群、长期坐在室内工作的人群，这类人群的心脏负担相对较重，也增加了心肌梗死的风险。

突发心肌梗死怎么办

1. 识别与呼叫

如果自己或者家人出现心肌梗死症状，须快速识别心肌梗死症状，如突发的胸痛、胸闷、气短、恶心、呕吐等。持续时间超过 30 分钟，且休息或服用硝酸甘油后症状不缓解，应立即拨打急救电话（如120），并告知病人症状、所在位置及联系方式，确保急救人员能迅速到达现场。

2. 保持镇静，休息制动

嘱咐病人立即停止任何活动，并就地卧床休息，以减少心肌耗氧量，防止病情加重。若病人已处于昏迷状态，应将其置于安全、平坦的地方，并避免移动。

3. 使用急救药物（如有条件）

可考虑给予病人舌下含服阿司匹林（无过敏史或医生不建议服用者禁用），以减轻心肌损伤。如有硝酸甘油，也可给予病人舌下含服，以缓解胸痛症状。

4. 保持呼吸道通畅

确保病人呼吸道畅通无阻，检查病人有无佩戴假牙，若有呕吐物或分泌物应及时清除。

> 注意：如果是自己心肌梗死发作，第一时间拨打120，打开房门，方便急救人员施救，请一定不要自行去医院，即便症状轻微也不行，因为任何轻微活动都会增加心脏负担。

5. 日常预防心肌梗死

戒烟限酒、控制体重：烟草中的尼古丁和其他化学物质会直接损害心血管系统，增加心肌梗死的风险。因此，强烈建议完全戒烟。保持适当的体重是预防心肌梗死的重要因素。肥胖会增加高血压、糖尿病和高脂血症的风险，这些都是心肌梗死的危险因素。

健康饮食：选择低脂、低糖、高纤维的食物，如蔬菜、水果、全谷物等。控制盐的摄入量，以降低高血压的风险。建议每天盐的摄入量不超过6克。

定期进行有氧运动：如快走、慢跑、游泳、骑自行车等，可以增强心肺功能，降低血压和血脂，减少心肌梗死的风险。长时间久坐会导致血液循环不畅，增加心血管疾病的风险。建议每小时起身活动几分钟，或进行短暂的伸展运动。

控制血压：通过调整饮食、增加运动、减轻体重等方式来控制血压。如果必要，可以遵医嘱服用降压药物。

控制血糖：糖尿病也是心肌梗死的危险因素之一。如果血糖异常，应积极控制血糖水平。

定期体检：可以及早发现和治疗潜在的心脏疾病。建议每年至少进行一次全面的体检，包括血压、血糖、血脂、心电图等项目的检查。

急性脑血管病：急救前要分清病症

急性脑血管病是一种严重的神经系统疾病，需要及时就医治疗。了解不同类型的脑血管病及其特点，有助于更好地预防和治疗这些疾病。在日常生活中，我们应该保持健康的生活方式，控制危险因素，以降低急性脑血管病的发生风险。

急性脑血管病的定义及分类

急性脑血管病，也称为脑血管意外或脑卒中，是一种由脑部血管病变引起的急性神经功能障碍。这些病变可能涉及血管的破裂、堵塞或其他异常，导致大脑的血供受到严重影响，从而引起一系列神经系统症状。急性脑血管病通常被分为出血性脑血管病、缺血性脑血管病、脑动脉硬化症以及其他脑血管病。

分类	定义	症状
出血性脑血管病	主要指脑内血管破裂，血液进入脑实质或蛛网膜下腔，压迫脑组织而引起的临床症状	剧烈头痛，伴随有颈部僵硬或疼痛、呕吐、偏瘫、感觉障碍、言语障碍、视觉异常等
缺血性脑血管病	因脑部血液供应障碍，缺血、缺氧所导致的局限性脑组织的缺血性坏死或软化	头晕，会感到头部昏沉、眩晕或不稳定感。头痛、言语困难、肢体无力、感觉异常，肢体麻木、刺痛，失去平衡
脑动脉硬化症	脑部动脉的粥样硬化性病变，导致动脉管腔狭窄、闭塞，引起脑部血液供应障碍，从而引发一系列神经系统症状	头痛、头晕，肢体麻木无力、吞咽障碍，可能出现痴呆症状，偏瘫、构音障碍、吞咽障碍、咀嚼困难
其他脑血管病	静脉性脑血管病（如脑静脉窦血栓形成）、血管性痴呆（如多发性脑梗死性痴呆）、血管炎等	

脑血管病的高发人群

脑血管疾病发病概率会随着年龄的增长逐渐上升。一般而言，动脉粥样硬化在四十岁左右开始发病，五十岁之后出现的概率会增高，其并发的危险性也会更大。

如果家族中有脑血管疾病病史，特别是直系亲属中有脑血管疾病的病史，那么其患急性脑血管病的风险也会相应增加。

患有基础疾病的人，如"三高"人群，不良生活习惯人群，如吸烟喝酒、压力大，都可能成为脑血管病的诱因。

突发急性脑血管病怎么办

1. 求助与转移

发现病人突发脑血管疾病时，首先要保持冷静，并立即拨打急救电话120，向医护人员详细描述病人的症状和所在位置。同时，如果可能的话，将病人移至安全且便于医护人员接诊的地方。

2. 懂得正确搬运

在等待急救人员到达之前，如果病人需要搬运，务必采用正确的搬运方法，避免造成二次伤害。

（1）2～3人协同搬运：搬运时应确保病人身体平稳，避免摇晃或颠簸。

（2）保持病人头部稳定：在搬运过程中，要特别注意保持病人头部的稳定，避免头部受到撞击或过度摇晃。

（3）避免压迫病人身体：搬运时要避免压迫病人的身体，特别是胸腹部和颈部，以免影响病人的呼吸和循环功能。

紧急治疗的几大步骤

在医护人员到达之前，家属或旁观者可以根据病人的情况进行简单的紧急处理。

（1）保持呼吸道通畅：如果病人意识清醒，可以让其保持舒适的姿势，头部稍高，以保持呼吸道通畅。如果病人意识不清或呕吐，应将其头部偏向一侧，防止呕吐物堵塞呼吸道。

（2）保持病人安静：避免病人情绪激动或过度活动，以免加重病情。

（3）密切观察病情变化：家属或旁观者要密切观察病人的意识、呼吸、脉搏等生命体征的变化，以便及时向医护人员汇报。

日常预防脑血管病

1.健康饮食

（1）保持饮食平衡：摄入含有膳食纤维、低脂肪、低盐、高维生素的食物，如水果、蔬菜、全谷物、鱼类等。

（2）限制高盐和高油脂食物：避免摄入过多盐分和油脂，以减少对心脑血管系统的负担。

（3）清淡为主：选择清淡的食物为主，如芹菜、菠菜等，减少重口味和油腻食物的摄入。

（4）定量定时：做到饮食定时定量，避免过饱过饥，以维持稳定的代谢水平。

2.情绪管理

（1）保持情绪稳定：避免过度激动或焦虑，学会控制自己的情绪，保持愉快的心情

（2）减轻压力：通过休息、旅游、运动等方式减轻压力，保持心态平和。

（3）积极沟通：与朋友、家人保持良好的沟通和交流，及时释放不良情绪。

3.适度运动

（1）选择适合的运动：根据自身情况选择适合的运动，如散步、打太极、骑

自行车等，避免剧烈运动。

（2）坚持运动：保持每周 3~5 次的运动频率，每次运动 30 分钟以上，以促进身体血液循环和心肺功能。

（3）注意运动安全：在运动过程中注意保护自己，避免运动损伤。

4. 良好的生活习惯

（1）戒烟限酒：吸烟和过量饮酒会增加患脑血管疾病的风险，应戒烟限酒。

（2）控制体重：过重会增加心血管疾病和脑血管疾病发生的风险，控制体重对预防脑血管病非常重要。

（3）定期体检：定期测量血压、血糖、胆固醇等指标，及时发现并治疗相关疾病。

受伤别乱动，没外伤不代表没有伤

日常生活中，我们可能会遭遇各种突发意外，如车祸、摔倒、被重物撞击等。有时候，尽管没有明显的外伤，但这并不代表没有受伤。因为许多内伤在发生时可能并不伴随明显的外部伤痕，然而这些内伤却可能对我们的健康造成严重影响。

受到外部伤害后可能的内伤

1. 脑震荡

头部受到撞击后，即使外部没有明显的伤痕，也可能导致脑震荡。脑震荡的症状包括头痛、恶心、呕吐、记忆力减退等。

（1）意识障碍：程度较轻而时间短暂，可以短至数秒钟或数分钟，但通常不超过半小时。

（2）近事遗忘：清醒后无法回忆当时受伤情况以及受伤经过，但能清楚地回忆起受伤前的事情。

（3）其他症状：头痛、头晕，恶心、呕吐（一天之内可发作数次，一般几天内可恢复），耳鸣、失眠、畏光，注意力不集中和反应迟钝，在严重情况下，可能出现瞳孔放大和晕厥症状。

脑震荡急救的方法如下：

（1）判断意识：观察病人是否有意识，是否出现意识障碍。

（2）确保现场安全：立即将病人转移到安全的环境中，避免再次受到头部撞击或摇晃。必要时拨打急救电话。

（3）紧急处理如下：

①保持安静休息：伤者应立即停止能导致大脑进一步受损的活动，平卧，头部微抬。因为此时神经细胞处于高度敏感状态，过度活动可能会加剧损伤，导致病情恶化。

②冷敷头部：若伤者出现头痛、头晕等症状时，可使用冰袋或湿毛巾对头部进行冷敷处理。冷敷能够收缩毛细血管，从而起到止痛的效果。但需注意时间不宜过长，以免引起冻伤。

③避免剧烈活动：在发生脑震荡后，应立即停止所有剧烈运动，以减少颅内压增高。剧烈运动会增加脑部血流量，加重脑水肿，不利于病情恢复。

2. 内脏损伤

车祸、跌倒等事故可能导致内脏器官如肝脏、脾脏、肾脏等受损。这些损伤在发生时可能没有明显的外部伤痕，但却可能导致内出血、休克等严重后果。

（1）症状：内脏破损的常见症状有腹痛、胸痛、呼吸困难、心悸、血压下降、脉搏细速、面色苍白等。同时，要注意观察伤者是否有外部伤口，特别是与内脏损伤相关的锐器伤或撞击伤。

（2）内脏破损的急救如下：

①止血包扎：如果伤者存在外部伤口且出血较多，应立即进行止血包扎。用干净纱布或衣物覆盖伤口，用绷带或布条加压包扎，以减少出血。不要用脏手直接触碰伤口，以免加重感染。

②保护脏器：在急救过程中，要尽量减少对受伤脏器的刺激和压迫。对于腹部受伤的病人，应避免用力按压或搬动，以免加重内部出血或损伤。同时，要保持伤者呼吸道通畅，避免窒息。

③固定转运：在转运伤者的过程中，要注意固定受伤部位，避免在搬运过程中造成二次伤害。对于脊柱或骨盆受伤的病人，要使用正确的搬运方法，避免损伤脊髓或加重内脏损伤。

④防治休克：内脏破损可能导致大量出血和休克，因此要及时采取措施防治休克。保持伤者安静、平卧，抬高下肢以增加回心血量。同时，要注意保暖和补充血容量，可给予口服或静脉输注晶体液或胶体液。

在完成上述急救措施后，应尽快将伤者送往医院接受专业治疗。在转运过程中，要与医院保持联系，提前告知伤者伤情和急救措施，以便医院做好接收和救治准备。

3. 骨折

骨折通常由一个或多个直接或间接的暴力作用于骨骼的某一点上导致。某些骨折可能只有微小的裂缝，不伴有外部皮肤破损，如肋骨骨折、骨盆骨折等。这些骨折同样需要专业的医疗处理和长时间的恢复。

（1）没有外伤如何判断骨折：

①疼痛：骨折部位通常会出现明显的疼痛，尤其是在活动或承重时。

②肿胀：骨折后，由于周围软组织的炎症反应，受伤部位会出现肿胀。

③畸形：在某些情况下，骨折可能导致受伤部位的畸形。

④功能障碍：骨折会影响病人的正常活动，导致受伤部位的功能障碍。

（2）骨折的急救措施：

若骨折端出血，应立即使用干净的纱布、绷带等进行包扎止血。对于开放性骨折，包扎前应先清除伤口周围的污物，并用无菌敷料或干净布片覆盖伤口。包扎时注意不要过紧，以免影响血液循环。

在骨折急救中，固定骨折部位是非常重要的步骤。固定时可使用夹板、绷带、三角巾等物品，根据骨折部位选择合适的固定方法。在固定过程中，要注意保持伤者的舒适体位，避免过度移动。

在完成骨折固定后，应尽快将伤者送往医院接受进一步治疗。在转运过程中，要注意保持伤者的稳定体位和舒适感，避免剧烈震动或碰撞。同时要与医院保持联系，及时告知伤者的伤情和急救措施。

烧伤的处理：一冲、二盖、三走

烧伤是一种常见的意外伤害，它不仅会给伤者带来剧烈的疼痛，还可能引发感染、休克等严重后果。在烧伤发生后，正确的急救措施对于减轻伤者痛苦、防止病情恶化至关重要。

烧伤的不同分级

	一度烧伤	浅二度烧伤	深二度烧伤	三度烧伤
特点	仅伤及表皮浅层，生发层健在，再生能力强	伤及表皮的生发层、真皮乳头层	伤及皮肤的真皮层深层，介于浅二度和三度之间，深浅不一致，也可有水疱，但去疱皮后，创面微湿，红白相间，痛觉较迟钝	全层皮肤烧伤，甚至达到皮下、肌肉或骨骼、内脏器官等
表现	局部呈现红斑状、干燥、烧灼感，3～7天脱屑痊愈，短期内有色素沉着	局部红肿明显，有大小不一的水疱形成，内含淡黄色澄清液体，水疱皮如剥脱，创面红润、潮湿，疼痛明显	由于真皮层内有残存的皮肤附件，可依赖其上皮增殖形成上皮小岛	创面蜡白或焦黄，甚至炭化。硬如皮革，干燥，无渗液，发凉，针刺和拔毛无痛觉
预后	不留瘢痕	创面如不发生感染，1～2周内愈合，一般不留瘢痕，但多数有色素沉着	如不感染，可通过上皮小岛扩展融合修复，需时3～4周，但常有瘢痕增生	由于皮肤及其附件全部烧毁，导致无上皮再生的来源，因此创面修复需要依赖植皮或依靠周围健康皮肤的上皮长入

烧伤的急救原则

烧伤是一种常见的意外伤害，可能由火焰、高温液体、蒸汽、炽热金属或化学物质等引起。烧伤后，皮肤会受到不同程度的损害，严重的可能导致休克、感染甚至危及生命。

烧伤后首先要做的就是迅速脱离热源，以防止热力继续作用于皮肤，导致更严重的损伤。如果是火焰烧伤，应尽快扑灭火焰；如果是热液、蒸汽等烫伤，应立即脱离烫伤源，避免热液继续流淌造成二次伤害。

脱离热源后，应立即用流动的清水冲洗受伤部位，建议使用12～18℃的流动清水冲洗，因为这个温度范围既可以降低皮肤温度，又不会因过低的温度造成冻伤。

在冲洗过程中，如受伤部位有衣物粘连，应尽量避免强行剥离，以免加重皮肤损伤。如果衣物与皮肤粘连不紧，可以在冲洗的同时轻轻剪开衣物；如果粘连紧密，则需要在冲洗后等待医生处理。

烧伤处理：一冲、二盖、三走

1. 一冲

发生烧伤时，应立即用流动的清水冲洗受伤部位，这是烧伤急救中的"一冲"步骤。冲洗的目的是降低受伤部位的温度，减少热力对组织的进一步损害。

及时冲洗：在受伤后，立即用自来水或其他清洁水源冲洗受伤部位。确保水流稳定、温度适宜（不要使用冰水或热水）。

冲洗时间：冲洗时间应持续20～30分钟。较轻微的烧伤，如轻微的红肿、疼痛等，冲洗时间可以稍短；对于较严重的烧伤，如皮肤烧焦、起水疱等，冲洗时间适当延长。

全面冲洗：确保冲洗时水流能够覆盖整个受伤部位，特别是那些容易被忽视的部位，如手指间、腋窝等。

2. 二盖

在完成冲洗后，应对受伤部位进行覆盖，目的是保护受伤部位，减少感染的风险。

选择无菌敷料：使用无菌纱布、绷带等物品覆盖受伤部位。如果没有无菌敷料，也可以使用干净的毛巾、布片等物品代替。

适当固定：用绷带或胶布将敷料固定在受伤部位上，确保其不会脱落或移位。固定时要注意不要过紧，以免影响血液循环。

避免过度包裹：不要过度包裹受伤部位，以免加重组织肿胀或引发感染。同时，要避免使用创可贴等不透气的敷料。

3. 三走

在完成冲洗和覆盖的初步处理后，应尽快将病人送往医院接受专业治疗，这是烧伤急救中的"三走"原则。

观察病情：在前往医院的过程中，要密切观察病人的病情变化。如果病人出现呼吸急促、心跳加快、血压下降等休克症状，应立即采取相应的急救措施。

保持安静：在前往医院的过程中，病人应保持安静，避免过度活动或紧张。同时，要避免让病人自行行走或站立，以免加重受伤部位的负担。

告知医生病情：到达医院后，要详细告知医生病人的病史、受伤时间、受伤原因等信息，以便医生能够做出准确的诊断和治疗。

小知识

不要使用冰块、油膏、牙膏等物品涂抹受伤部位，以免加重皮肤损伤或造成感染。

不要强行剥离粘在皮肤上的衣物，以免加重皮肤损伤。

对于化学性烧伤，应首先用大量清水冲洗受伤部位，然后尽快送往医院接受治疗。

送医过程中，要注意保持病人安静、舒适，避免其过度活动或紧张。

气道异物：海姆立克急救法一招搞定

气道异物，通常是指喉、气管及支气管外入性异物，这种情况可能由多种原因造成，需要迅速且正确地处理。通过了解急救方法和预防措施，可以有效地降低气道异物梗阻的发生率和风险。

气道异物临床表现

气道异物是指异物误入、误吸进入喉、气管或支气管内，造成气道堵塞或损伤，严重者可危及生命。根据异物进入气道后的不同发展阶段，临床表现可分为异物进入期、安静期、刺激与炎症期和并发症期。

异物进入期	异物进入气道时，病人通常会突然出现剧烈呛咳、憋气、呼吸困难、气喘、声嘶、发绀等症状
安静期	在异物进入气道后的一段时间内，病人可能会进入安静期，此时咳嗽和呼吸困难等症状可能暂时得到缓解或消失。但是，这并不意味着异物已经排出，病人仍需警惕后续可能出现的症状
刺激与炎症期	随着异物在气道内停留时间的延长，异物刺激呼吸道黏膜可引起炎症反应，导致咳嗽、咳痰、发热等症状。此外，异物还可能引起局部感染，如支气管炎、肺炎等，进一步加重症状
并发症期	如果异物在气道内长期存在，可能会引起一系列并发症，如肺不张、肺气肿、气胸、纵隔气肿等。这些并发症会进一步加重病人的症状，甚至危及生命

海姆立克急救法

海姆立克急救法是由美国医生海姆立克先生于 1974 年发明的，它是一种运用于气道异物阻塞的快速急救手法。其原理是利用突发冲击腹部的压力，使膈肌抬高，肺内残留气体形成一股向上的气流，这股气流具有冲击性、方向性，能迅速冲入气管，从而将异物排出。

操作方法如下：

在实施急救前，首先要判断病人是否还有意识。可以通过大声呼叫、拍打病人等方法检查其反应。

1. 成人急救法

急救者站在病人背后，用一只手臂环绕病人的腰部。

一手握拳，将拳头的拇指一侧放在病人胸廓下和脐上的腹部。

再用另一手抓住拳头，快速向上重击压迫病人的腹部。每次冲击可产生450 ~ 500毫升的气体，有助于将异物从气管内冲出。

重复以上动作直到异物排出。

自救与互救：发生急性呼吸道异物阻塞时，如果身边无人，病人也可以自己实施腹部冲击，或将上腹部压向任何坚硬、突出的物体上，并且反复实施。

特殊情况：对于极度肥胖及怀孕后期发生呼吸道异物堵塞的病人，应当采用胸部冲击法，注意不要偏离胸骨，以免造成肋骨骨折。

对于意识不清的病人，急救者可以先使病人呈仰卧位，然后骑跨在病人大腿上或在病人两边，双手两掌重叠置于病人肚脐上方，用掌根向前下方突然施压，反复进行此操作。

如果病人已经发生心搏停止，应按照心肺复苏的常规步骤为病人实施心肺复苏，直到医务人员到来。

2. 儿童急救方法

背部拍击法：当异物刚进入儿童的气道时，首先可以尝试背部拍击法，以尝试将异物排出。

操作步骤：

让儿童保持站立或坐姿，上身稍微前倾。

急救者站在儿童身后，用一只手的手臂环绕其腰部。

急救者用另一只手的手掌根部在儿童的肩胛骨之间快速拍击5次。

注意事项：

拍击应快速而有力，但避免过度用力以免造成儿童受伤。

拍击后观察儿童反应，如果异物排出则立即停止。

胸部冲击法（适用于年龄稍大的儿童）：如果背部拍击法无效或对于年龄稍大、身体较强壮的儿童，可以改用胸部冲击法。

胸部冲击法操作步骤：

让儿童仰卧，急救者跪在儿童身边。

急救者将双手的中指和食指放在儿童胸骨下半部分(即两乳头连线中点下方)，但避免触及剑突。

急救者用双手快速、有力地向上、向内冲击儿童的胸部，共冲击4~6次。

注意事项：

冲击时需注意力量适中，避免对儿童造成伤害。

观察儿童反应，如有好转或异物排出，应立即停止冲击。

腹部冲击法(适用于肥胖或昏迷的儿童)操作步骤：

让儿童仰卧，急救者跪在儿童身边。

急救者将双手放在儿童腹部，一手握拳，拇指侧朝向儿童腹部，另手抓住拳头。

急救者用双手快速、有力地向上、向内冲击儿童的腹部，共冲击4~6次。

注意事项：

避免在冲击时用力过猛，以免对儿童内脏造成损伤。

冲击后观察儿童反应，如仍无好转，应立即寻求医疗援助。

海姆立克急救法口诀

"剪刀、石头、布"，这是一个帮助记忆海姆立克急救法成人步骤的简单口诀。

剪刀：表示手臂的位置。急救者需站在病人身后，用一只手臂环绕病人的腰部。

　　石头：代表拳头。急救者需用另一只手的拳头拇指侧朝向病人的腹部（肚脐与肋骨中间的上腹部）。

　　布：指的是手掌。急救者用这只手的手掌（布）覆盖在拳头上，形成一个向内的冲击力量。

　　冲击：快速、向上地冲击病人的腹部，连续冲击 4 ~ 6 次，直到异物排出。

癫痫发作：正确急救很关键

癫痫，俗称"羊癫疯""羊角风"，虽然俗称里带了"羊"，可实际上癫痫和羊并无关联。它是一种由脑神经元异常放电引起的慢性神经系统疾病。

癫痫的发病机理

癫痫是一种由多种原因引起脑部神经元群阵发性异常放电所致的疾病，表现为发作性运动、感觉、意识、精神、自主神经功能异常。它具有发作性、短暂性、重复性和刻板性的特征，且病人的发作形式不一，会突然间毫无缘由地发作。

癫痫分类：根据国际上的分类标准，癫痫可以分为局灶性、全面性、全面性合并局灶性、不明类型四大类。而在中国，根据病因的不同，癫痫被分为继发性癫痫和特发性癫痫等。

癫痫的病因很复杂，具有一定的遗传倾向，家族中有癫痫病史的人患病风险较高。脑外伤、脑炎、脑肿瘤等脑部疾病可能导致大脑神经元异常放电，从而引发癫痫。长时间的精神压力、过度疲劳、睡眠不足等不良生活习惯可能诱发癫痫。

癫痫临床表现

癫痫发作症状，可以大发作和小发作。癫痫病人发病时会突然倒地、丧失意识，并伴随双眼上翻、口吐白沫等症状，严重的还有可能出现尿失禁等。

癫痫发作的急救措施

一般来说，癫痫发作都是慢慢倒地，四肢抽搐。此时应观察周围情况，防止病人身下有尖锐石块、玻璃等物品，要迅速移开周围的障碍物，确保其安全。

保持呼吸道通畅，松解病人的衣领、腰带，确保病人的呼吸通畅，取出病人口中的假牙，以防误吸或窒息，清理病人口腔内的分泌物、呕吐物等，以免阻塞呼吸道，尽量使病人保持仰卧姿势，头偏向一侧，避免异物进入气管。

这些行为不要做：

不可强行按压或制约病人，防止引起肌肉损伤、脱臼或骨折。

急救过程不可掐病人人中，不可在病人口中放入手指及坚硬的异物，避免损伤口腔，如果可能，可以将厚纱布垫入病人上下牙列之间，防止舌咬伤。

注意事项

不可给病人灌食水或药物，以免引起窒息或误服药物。

避免刺激病人，如过度摇晃、大声呼喊等，以免加重发作。

癫痫病人应随身携带急救药物和疾病信息卡，以便在发作时获得及时的医疗援助。

癫痫的中医护理

癫痫是一种慢性的脑部疾病，表现为反复发作。在中医理论中，癫痫的发病与脏腑功能失调、气血不和等因素有关。

癫痫的一般护理常规包括：饮食应以清淡、易消化、富含营养为主，避免食用辛辣、油腻、刺激性食物。可根据病人体质和病情，适当选用具有滋补作用的食物，如山药、枸杞、红枣等。鼓励病人适当进行体育锻炼，以增强体质、改善气血循环，但应避免剧烈运动和过度劳累，以免诱发癫痫发作。同时，要保证充足的睡眠和休息时间，避免熬夜和过度劳累。并可根据病人病情和体质，适当调整作息时间和睡眠方式。

除此之外，癫痫也可以采用中医推拿的护理方式。

中医推拿在癫痫治疗中主要起到疏通经络、调和气血、调理脏腑功能的作用。通过推拿按摩，可以刺激身体的穴位，调节神经系统，促进气血运行，增强机体的免疫力，从而辅助减少癫痫发作。推拿可选择以下穴位：

百会穴：在头部，前发际正中直上 5 寸，是调理脑部神经的重要穴位。推拿百会穴可以缓解脑部紧张，促进脑部血液循环，减少癫痫发作的可能性。

风池穴：在项部，枕骨之下，胸锁乳突肌上端与斜方肌上端之间的凹陷中，是缓解颈部紧张、促进脑部血液循环的重要穴位。推拿风池穴可以放松颈部肌肉，减轻脑部压力，有助于预防癫痫的发作。

合谷穴：在手背，第 1 掌骨和第 2 掌骨之间，约平第 2 掌骨桡侧的中点，是镇静安神的重要穴位。推拿合谷穴可以稳定情绪，减轻焦虑，降低癫痫发作的风险。

内关穴：在前臂前侧，腕掌侧远端横纹上 2 寸，掌长肌腱与桡侧腕屈肌腱之间，是调理心脏、减轻心理压力的重要穴位。推拿内关穴可以舒缓心神，缓解紧张情绪，预防癫痫的发作。

中医推拿作为癫痫治疗的辅助手段，可以在一定程度上缓解病人的症状，提高病人的生活质量。但需要注意的是，推拿并不能根治癫痫，病人在接受推拿治疗的同时，仍需遵循医生的建议，按时服药、定期复查，以控制癫痫的发作。

溺水急救：开放气道、人工呼吸、胸外按压

每年暑假，是溺水高发期，缺乏预防溺水的安全意识是溺水多发的原因之一。面对溺水情况，掌握正确施救和自救方法，也能极大地挽救溺水者的性命。

溺水定义及临床表现

溺水是指人因各种原因被水或其他液体淹没，导致呼吸道和肺泡充满液体，进而引起缺氧窒息和一系列病理生理变化。根据淹溺水的性质，溺水可分为淡水淹溺和海水淹溺。淡水淹溺主要指发生在江河湖泊等淡水区域的情况，而海水淹溺则发生在海洋等咸水区域。

1. 溺水发生机制

当人体溺水后，数秒钟内会本能地屏气，引起潜水反射（呼吸暂停、心动过缓和外周血管剧烈收缩），以保证心脏和大脑血液供应。随后，由于水进入呼吸道和肺泡，会导致严重缺氧、高碳酸血症和代谢性酸中毒。这种状况可能迅速发展为呼吸衰竭和心脏停搏，进而导致死亡。

2. 溺水临床表现

可能表现出神志丧失、呼吸停止及大动脉搏动消失等临床死亡状态，近乎淹溺病人。其临床表现个体差异较大，可能包括头痛、视觉障碍、剧烈咳嗽、胸痛、呼吸困难等症状，同时，皮肤发绀、颜面肿胀、口鼻充满泡沫或泥污也是常见的体征。

了解溺水自救的方法

（1）保持冷静：不要惊慌失措，这有助于更好地控制身体和进行自救。

（2）寻求浮力：尽量保持身体水平，避免头部低于身体的其他部分，这有助于保持呼吸道的畅通，如果周围有漂浮物，如木板、游泳圈等，应立即抓住它们以增加浮力。

（3）呼救与吸引注意：大声呼救，吸引周围人的注意，告知他们自己的困境，如果可能的话，挥动手臂或发出其他明显的信号，以吸引更远的距离的救援者。

（4）保存体力：尽量避免在水中长时间挣扎，这会消耗大量体力并加速下沉，保持平稳的呼吸，以减少体能的消耗。

（5）等待救援：如果没有自救能力或体力耗尽，应停止挣扎并保存体力等待救援，尝试将身体放松，让身体自然漂浮在水面上，以减少下沉的速度。

自救技巧：

踢掉鞋以减少阻力，并尽量放松肢体，这样可以帮助身体更好地浮在水面上。

保持仰位，使头部后仰，使鼻部露出水面呼吸。呼吸时尽量用嘴吸气、用鼻呼气，以防呛水。

尽量不要尝试将整个头部伸出水面，因为这可能使身体失去平衡，加速下沉。

溺水该如何互救

水中援救，会水性的急救者应游到溺水者后方，从其背后用手托着溺水者的颈脖或一侧腋下或抓住头发，用仰泳方式将其拖到岸边；如溺水者因慌乱不配合或急救者体力不支时，可边游边推其后背或用臀部将其推向岸边；不会水性的目击者千万不要下水施救，应立即用绳索、竹竿、木板或救生圈等使溺水者握住后拖上岸来。救人出水后，急救处理如下：

1. 开放气道

在进行急救之前，首先要判断溺水者是否有颈椎损伤的可能。如果怀疑有颈椎损伤，应小心操作，避免加重损伤。

清理呼吸道：迅速将溺水者抬到安全的地方，使其平躺，并清理其口腔和鼻腔内的异物，如泥沙、水草等，保持呼吸道通畅。

开放气道：采用仰头抬颏法或托颌法打开气道。具体操作为：一手置于溺水者前额，用手掌推动，使其头部后仰；另一手的手指置于溺水者下颌下方，将颌部向前抬起，使头部后仰的程度更大，气道开放的程度更佳。

2. 人工呼吸

检查呼吸：观察溺水者是否有呼吸，可以通过观察胸廓起伏或听呼吸音来判断。如果没有呼吸，应立即进行人工呼吸。

进行人工呼吸：采取口对口人工呼吸或口对鼻人工呼吸的方式。对于无颈椎损伤的溺水者，可以捏住其鼻孔，口对口进行吹气，每次吹气时间约1秒，吹气量以使溺水者胸廓隆起为宜。如果有条件，可以使用呼吸面罩或气管插管进行人工呼吸。

控制呼吸节奏：在进行人工呼吸时，要注意控制呼吸的节奏，避免过快或过慢，以免影响人工呼吸的效果。通常每次吹气后，应暂停几秒钟，观察溺水者的反应。

3. 胸外按压

判断心跳：检查溺水者是否有心跳，可以通过触摸颈动脉搏动来判断。如果没有心跳或心跳微弱，应立即进行胸外按压。

确定按压位置：将手掌放在溺水者的胸骨中央，也就是两乳头连线的中间，然后将另一只手掌重叠放在第一只手掌上，十指交叉相扣。

进行胸外按压：利用身体的力量，快速向下按压胸骨，每次按压的深度要达到 5 ~ 6 厘米（或者成人胸骨下陷至少 5 厘米），按压频率应为每分钟 100 ~ 120 次。每次按压后应让胸廓完全回弹，以避免对心脏造成额外的负担。

按压与人工呼吸的配合：胸外按压和人工呼吸的比例通常为 30:2，即每进行 30 次胸外按压后，进行 2 次人工呼吸。

注意事项

在进行溺水急救时，应首先确保自己的安全，并尽快拨打急救电话，请求专业医疗人员的帮助。同时，在急救过程中要保持冷静，按照正确的步骤和方法进行操作。

第五章　不可不知
的常备用药常识

生活中难免会遇到一些突发状况，如头痛、发热、轻微创伤等。备有常用药品和急救用品，可以在第一时间进行处理，减轻病痛，防止病情恶化。对于某些紧急情况，如划伤、烫伤、跌倒等，家庭备药也能起到关键的急救作用。

家庭常备这些药物

生活中，身体难免会出现各种小问题，家中常备一个"医药箱"，可以临时救急。但是家庭常备药的原则是什么，是不是越多越好？种类繁多又该如何选择呢？

家庭常备药物

1.感冒药

感冒是一种常见的呼吸道疾病，市面上感冒药的种类繁多，选择感冒药时，需要综合考虑多个因素以确保用药的安全性和有效性。

鼻塞、流鼻涕：感冒初期常伴随鼻塞、流鼻涕等症状，减充血剂（如伪麻黄碱）能够收缩鼻黏膜血管，减少鼻腔分泌物；抗组胺剂（如氯苯那敏）则能够减轻鼻腔的过敏反应，缓解鼻塞、打喷嚏等症状。

发热、头痛：选择含有解热镇痛成分的感冒药，如对乙酰氨基酚（扑热息痛）或布洛芬。

咽痛：选择含有清热解毒、利咽解毒成分的感冒药，如板蓝根颗粒、银翘解毒片等。

家庭常备感冒药如板蓝根颗粒、三九感冒灵、复方氨酚烷胺胶囊等，用于缓解感冒引起的头痛、鼻塞、发热等症状。

解热镇痛药如布洛芬、对乙酰氨基酚（扑热息痛）等，用于降低体温、缓解轻至中度疼痛，如头痛、关节痛、牙痛等。

用药原则

避免重复用药，遵循说明书，不滥用抗生素，感冒大多由病毒引起，而抗生素对病毒无效。因此，在感冒初期不应滥用抗生素。

注意禁忌，对于特殊人群（如婴幼儿、孕妇、老年人、肝肾功能不全者等），在使用感冒药前应仔细阅读说明书中的禁忌项，并在必要时咨询医生或药师的建议。

2. 止咳药与祛痰药

止咳药，如复方甘草片、川贝枇杷膏等，用于缓解咳嗽症状。

祛痰药，如盐酸溴己新片、氨溴索等，帮助稀释痰液，便于咳出。

咳嗽和咳痰是感冒后期常见的症状，它们可能由上呼吸道感染引起。对于干咳（无痰或痰量极少），可以选择含有镇咳成分的感冒药，如右美沙芬。对于有痰的咳嗽，则应选择能够稀释痰液、促进痰液排出的药物，如氨溴索。

用药原则

对症下药、慎用强效药：强效止咳药虽然能够快速缓解咳嗽症状，但也可能带来一些严重的不良反应，如成瘾性、呼吸抑制等。对于一般性的咳嗽，应优先考虑使用安全性较高的药物。

避免长期用：长期使用止咳药可能导致身体对药物的依赖性增强，同时也可能掩盖疾病的真实症状，延误治疗。

儿童、老年人、孕妇、哺乳期妇女以及肝肾功能不全者等特殊人群在使用止咳药时需要特别关注，遵循医嘱。

3. 消化系统用药

抗酸药：如铝碳酸镁、氢氧化镁等，用于缓解胃酸过多引起的胃痛、胃灼热等症状。

止泻药：如蒙脱石散、黄连素等，用于治疗腹泻。

助消化药：如健胃消食片、多酶片等，帮助改善消化不良症状。

益生菌类药物：乳酸菌素片、双歧杆菌三联活菌胶囊等，适用于肠道菌群失调引起的腹泻、便秘等症状。

4. 抗菌药

家庭中应谨慎使用抗菌药，但在必要时（如明确有细菌感染）可备有头孢菌素类、阿莫西林等广谱抗菌药。务必在医生指导下使用。

5. 心血管急救药

对于有心血管疾病家族史或已确诊的病人，家中应备有硝酸甘油片、速效救心丸等急救药物。

6. 抗过敏药

抗过敏药，如扑尔敏、氯雷他定等，用于缓解过敏症状，如打喷嚏、流鼻涕、皮肤瘙痒等。

7. 维生素补充剂

维生素补充剂，如维生素 C、维生素 D 等，可辅助增强免疫系统功能，但不可替代正常饮食。

常见的外用药物

1. 创伤处理用品

创可贴、绷带、纱布、止血带等，用于处理小型创伤、外伤。

消毒用品：如碘伏、酒精、双氧水等，用于清洁和消毒伤口。

说明：遇到轻微的摔伤擦伤，不建议用酒精消毒，因为酒精有刺激性，会刺激伤口导致疼痛，也不利于伤口的恢复。通常推荐用清水或者生理盐水洗掉伤口上的污渍。如果伤口有出血，可以用棉签蘸碘伏去擦。因此，家庭药箱里可以常备碘伏，现在还有一次性密封装的碘伏棉签。

2. 皮肤科外用药

如红霉素软膏、莫匹罗星软膏等，用于治疗皮肤细菌感染。

抗过敏、止痒药膏：如炉甘石洗剂、复方地塞米松乳膏等。

烫伤药：如湿润烧伤膏，用于轻度烫伤的处理。

跌打损伤药：如红花油、云南白药气雾剂等，用于缓解跌打损伤引起的疼痛和肿胀。

家庭备药注意事项

药品储存：家庭常备药应存放在干燥、阴凉、通风处，避免阳光直射和高温。

有效期管理：定期检查药品的有效期，避免使用过期药品。

药品使用：在使用任何药物前，务必仔细阅读说明书，了解用法用量、禁忌证等信息。如有疑问，应及时咨询医生或药师。

特殊人群用药：孕妇、儿童、老年人及慢性病病人等特殊人群在使用药物时需特别谨慎，务必在医生指导下用药。

合理安全用药的须知

药品本是病人的守护者，能挽救生命于危难之中。合理用药，能驱散病痛的阴霾，恢复健康，然而，若使用不当，药品也可能成为"毒品"，甚至威胁生命安全。因此，深入了解用药安全知识，至关重要。

了解药物的种类区分

如果药物按照成分来划分的话，可以分为处方药和非处方药。

处方药，是指经国务院药品监督管理部门批准生产，必须凭执业医师或执业助理医师开具的处方才可购买和使用的药物。这类药物一般会有"RX"标识，表示需要医生的专业判断和指导。

非处方药，是指为方便公众用药，在保证用药安全的前提下，经国家卫生行政部门审定后，不需要医师或其他医疗专业人员开写处方即可购买的药品。非处方药的专有标识图案是椭圆形背景下的 OTC 三个英文字母，根据安全程度又分为甲类和乙类两种，分别用红色和绿色 OTC 标识。

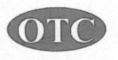
甲类非处方药
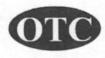乙类非处方药
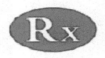处方药

1. 选购与使用方式

处方药必须由医生根据病情开具，病人凭处方取药。整个用药过程需在医生的指导和监督下进行。

非处方药可根据自我判断，在药店、超市等地方自行选购。使用过程中不需要医务人员的监督指导，但建议在使用前仔细阅读药品的说明书，并遵循药品标签上的使用方法和剂量。

2. 用药特点

处方药通常用于治疗某些特殊疾病或严重症状，如抗菌药物、降压药、降糖药等。药物本身可能具有较大的毒性或潜在影响，使用后可能产生不良反应或依赖性。

非处方药多用于多发病、常见病的自行诊治，如感冒、咳嗽、消化不良等，经过长期应用，确认有疗效、质量上乘，非医疗专业人员也能安全使用。

特殊管理药品

特殊管理药品是指国家对某些具有特殊药理、生理作用，如果管理、使用不当将严重危害病人及公众的生命健康乃至社会的利益的药品实行特殊管理的药品。

麻醉药品：是指连续使用后易产生生理依赖性、能成瘾癖的药品。

精神药品：是直接作用于中枢神经系统，使之兴奋或抑制的药品，长期使用易产生依赖性。

医疗用毒性药品：指毒性强烈，治疗量和中毒剂量相近，使用不当会致人中毒或者死亡的药品。

放射性药品：用于临床诊断或治疗的放射性核素制剂或其标记的化合物。

安全用药原则

准确控制剂量	药物的剂量直接影响其疗效和安全性。过量使用可能导致中毒或严重不良反应，而剂量不足则可能无法达到治疗效果

选择合适药物	根据病人的具体病情、年龄、性别、体重、过敏史等因素，选择最适合的药物进行治疗
遵循给药途径	不同的药物有不同的给药途径，如口服、注射、外用等。错误的给药途径可能导致药物失效或产生不良反应
针对正确病人	确保药物使用于正确的病人，避免药物误用或误给
优先基本药物	基本药物是满足基本医疗卫生需求，剂型适宜、保证供应、基层能够配备、国民能够公平获得的药品。在同等条件下，应优先使用基本药物
严遵医嘱用药	医生根据病人的具体情况制定的用药方案是最佳的治疗方案。病人应严格遵守医嘱用药，不能随意更改用药方案或停药
正确时间用药	药物的疗效和不良反应往往与其给药时间密切相关。确保在适当的时间服用药物，有助于发挥药物的最佳疗效并减少不良反应

药物间搭配禁忌

1. β – 内酰胺类药物

与丙磺舒合用，可减少前者在肾小管的分泌，增加血药浓度，需要注意减少用药剂量。

不可与酸性或碱性药物配伍，如氨基糖苷类、维生素 C、碳酸氢钠等。

头孢菌素类（特别是第一代）不可与高效利尿药联合应用，防止肾损伤。

2. 氨基糖苷类药物

不宜与具有耳毒性（如红霉素）和肾毒性（如头孢菌素类）的药物配伍。

也不宜与肌肉松弛药（如地西泮）配伍，防止毒性加强。

3. 其他药物搭配禁忌

阿司匹林与糖皮质激素合用可能加剧胃肠道出血。

胃动力药（如多潘立酮）不宜与抗胆碱药合用，作用相互抵消。

多种抗生素（如克林霉素、红霉素）之间存在拮抗作用，不可联合应用。

特殊人群用药禁忌

糖尿病病人：服用降血糖药物期间，忌服用甘草、人参等中药，以免升高血糖。

高血压病人：降压药不宜与含麻黄碱的中成药（如麻杏止咳露）合用，以免降低降压药效果。

药物搭配禁忌复杂多样，病人在用药前应仔细阅读药品说明书，并咨询医生或药师的建议。病人在使用多种药物时应避免自行搭配，以免产生不良后果。

读懂药品说明书

药品说明书是了解和使用药物的重要参考资料，它详细地记录了药品的各项信息，对于保障病人用药安全、提高治疗效果至关重要，所以读懂药品说明书是安全用药第一步。

如何读懂药品说明书

一张药品说明书的内容包括药品的名称、性状、规格、适应证、禁忌证、注意事项、不良反应、孕妇及哺乳期女性是否适用、老人儿童是否适用，还包括了储存条件、用法用量、生产批号、生产标准、生产企业等等。

1. 药品基本信息

药品名称：包括通用名（即药品的法定名称，全国通用）、商品名（厂家为药品注册的商标名）和英文名（国际通用名称）。

批准文号：是药品生产合法性的标志，通常格式为"国药准字 + 字母 +8 位数字"，可通过国家药品监督管理局官网查询真伪。

生产企业：标明药品的生产厂家及其地址，便于追溯药品来源。

2. 成分与性状

成分：列出药品的主要活性成分及其含量，有时也包括辅料成分。了解成分有助于判断是否存在过敏风险。

性状：描述药品的外观、颜色、气味等物理特征，有助于识别药品是否变质。

3. 适应证与用途

适应证：明确列出药品可用于治疗或预防的疾病、症状或体征。病人应在医生指导下，根据自身病情选用合适的药品。

用途：有时与适应证并列，进一步阐述药品的使用目的和范围。

4. 用法用量指导

用法用量：详细说明药品的用药方法（如口服、注射等）、用药剂量、用药次数及疗程等。病人应严格按照说明书或医嘱用药，不得随意更改。

特殊人群用药：针对儿童、老年人、孕妇及哺乳期妇女等特殊人群，可能提供特定的用药指导。

5. 不良反应警示

不良反应：列出药品在使用过程中可能出现的不良反应，包括常见反应、罕见反应及严重反应等。病人应关注自身用药后的反应，如有异常反应及时就医。

注意事项：提醒病人在用药过程中应注意的事项，如避免饮酒、驾驶等。

6. 禁忌与注意事项

禁忌：明确指出哪些人群（如过敏者、特定疾病病人等）禁止使用该药品。

注意事项：除不良反应外的其他重要提示，如药品保存条件、定期检查等。

7. 药物相互作用

阐述该药品与其他药物（包括处方药、非处方药、中药及保健品等）合用时可能产生的相互作用，包括增强、减弱或产生新的药效等。病人应告知医生自己正在使用的所有药物，以便医生评估是否存在相互作用风险。

应该关注这些信息

首先是药品名称，这个非常重要，药品一般有两个名称，一个是商品名，一个是药品名。同一种药物会有同样的药品名，但不同厂家会有不同的商品名，所以吃药时一定要看清药品名，避免出现重复用药的现象。

禁用，是指某些人群或特定情况下绝对不可使用某种药物，因为使用后可能会带来严重的，甚至致命的后果。

慎用，是指在使用某种药物时需要格外小心，密切监测可能出现的不良反应，并根据病人的具体情况调整用药方案。慎用并不意味着绝对不能使用，但需要在医生的严格指导下进行。

忌用，通常是指某些人群或特定情况下应避免或不宜使用某种药物，虽然其后果可能不如禁用那么严重，但也可能导致不良后果或影响药物的疗效。忌用通常比慎用更为严格，但仍然有一定的灵活性。

关注药品的规格

药品通常包括含量、容量、浓度、质量（重量）或数量等。例如，"10毫克/片"表示每片药片含有10毫克的有效成分；"500毫克/粒"则表示每粒胶囊或丸剂含有500毫克的有效成分。

同样的药品也会有不同的规格，比如某些降压药，有10毫克一粒的，也有20毫克一粒的。所以配药的时候要看清楚上面写的是什么规格。

药品的用法用量

用量，主要针对老人和儿童，比如老人可能有肾功能不全需要减半服用，儿童则需要按照千克体重计算用量。

用法，主要分饭前、饭后、空腹、顿服、含服等等。

会看批准文号

药品上的批准文号后面是个"准"字，而保健品的文号为"食健字"，避免误把保健品当作药品。

了解家庭用药的常见问题

在家庭日常生活中，用药安全是一个不容忽视的重要问题。不当的用药习惯可能导致健康风险，甚至危及生命。因此，应提高用药意识，遵循医嘱或说明书要求，正确储存和使用药物，确保用药安全有效。如有任何疑问或不适，应及时咨询医生或药师。

问题一：药品储存不当

许多家庭没有专门的储存药物的空间，买回来的药都是随手扔到抽屉里，这是一种错误的做法，不仅可能引起儿童误食，还会导致药物受潮、受污染。

正确做法：阅读药品说明书，了解药品的储存条件，比如温度、湿度、光照、通风要求。

温度：根据药品说明书上的要求，将药品存放在适宜的温度环境中。一般来说，常温储存的药物应在 15 ~ 30℃，阴凉处储存的药物应在 2 ~ 8℃，冷藏药物应在 2 ~ 8℃储存，冷冻药物应在 –15℃以下储存。

湿度：药物的储存湿度一般应控制在 35% ~ 75% 之间。湿度过高会导致药品吸湿、变质，因此要保持储存环境的干燥。

光照：避免阳光直射药品，特别是对光敏感的药物，如抗生素、生物制品等。可以将药品存放在不透光的容器内或使用遮光材料包裹。

通风：确保储存环境通风良好，避免药物受潮、发霉。

同时，药品最好保留原包装，这样便于识别、掌握用法和用量。如果需要使用其他容器装药，应选择干净、干燥、无异味的容器，并确保密封良好。对于需要密封保存的药品，如胰岛素、疫苗等，应确保容器密封良好，防止药品风化、吸潮或挥发。

问题二：服用过期药品

有些人，尤其是一些老人，经常忽视药品的保质期，在需要的时候，翻出来就服用，这样是非常危险的，过期药物的药效可能降低，甚至产生有毒物质。

正确做法：定期检查药品的有效期，避免使用过期药品。检查药品的外观、气味、性状等是否发生变化，如出现裂片、花斑、变色、异味等现象，应及时处理。同时，购买药物时要适量，不要囤药。

问题三：盲目自行服药

有人说"久病成良医"，一旦身体出现问题就自我诊断，自我"开药"，自行服药是一个需要谨慎对待的问题，不当的用药行为可能会对身体健康造成严重的影响。

正确做法：身体不适时应及时就医，遵医嘱用药。不同病症需对症治疗，自行用药可能延误病情或加重病情。严格按照医嘱或药品说明书上的用法用量服药，不可随意增减剂量或改变用药时间。仔细阅读药品说明书中的注意事项，了解药物的禁忌证、不良反应及特殊人群的用药情况。

问题四：剂量使用错误或重复用药

市场上，同一类药品可能有很多种，功效和成分都一样，只是厂家不同，或者包装不一样，比如许多感冒药都有乙酰氨酚烷，如泰诺（酚麻美敏片）、快克（复方氨酚烷胺胶囊）、感康（复方氨酚烷胺片）、白加黑（氨麻苯美片）等。

一些老年人会误认为药吃得越多效果越好，这样做的后果很严重，药品摄入过量可能会给身体造成损伤，比如乙酰氨酚烷过量会导致肝损伤。

正确做法：严格按照医嘱或说明书上的剂量和用药次数使用药物，不可随意增减。对于老年人、儿童等特殊人群，应特别注意剂量的调整。

问题五：药物更换频繁或突然停药

有些病人在服用一两天药物后就觉得没有效果，于是私自更换药物或突然停药。要知道，任何一种药物起效都需要一段时间，频繁更换药物会导致药物在体内的血药浓度难以达到稳定状态，从而影响药物的疗效。例如，在血糖控制中，如果频繁更换降糖药物，可能会导致血糖波动，增加低血糖或高血糖的风险。

突然停药，可能会导致疾病复发或出现"反跳"现象，即病情在短时间内迅速恶化。例如，降压药、降糖药、糖皮质激素类药物等，在突然停药后都可能出现这种情况。

正确做法：无论是更换药物还是停药，都应在医生的指导下进行。对于需要停药的病人，医生通常会建议逐渐减量而不是突然停药。这样可以减少停药带来的不良反应和病情反跳的风险。在更换药物或停药过程中，病人应定期监测相关指标（如血糖、血压、肝肾功能等），以便及时发现并处理可能出现的问题。

问题六：服药时间错误

不按照规定的用药时间服药，如饭前饭后混淆、忘记服药或随意调整服药时间等。

正确做法：严格遵循医嘱或说明书上的用药时间要求，按时按量服药。可使用手机提醒、设置闹钟等方式帮助记忆。

一定要规范使用抗生素

生活中的你是不是这样，感冒发热流鼻涕时，首先考虑使用抗生素，认为这样好的快？但事实是，盲目使用抗生素对人体有很大损伤，而且还会产生耐药性。

什么是抗生素

抗生素是一类由微生物（包括细菌、真菌、放线菌属等）或高等动植物在生命过程中所产生的具有抗病原体或其他活性的代谢产物，这些物质能够干扰其他生活细胞发育功能。抗生素不仅能杀灭细菌，还对霉菌、支原体、衣原体等其他致病微生物有良好的抑制和杀灭作用。在医学上，抗生素常被用于治疗由细菌感染或致病微生物感染所引起的各类疾病。

根据其来源，可分为天然抗生素和人工合成或半合成抗生素。天然抗生素由微生物自身产生，如青霉素、链霉素等；人工合成或半合成抗生素则是在天然抗生素基础上进行化学修饰或合成得到的，如阿莫西林、头孢类等。

抗生素的作用机理，主要是阻止细菌细胞壁的合成，使细菌在低渗透环境下溶解破裂而死亡；增加细胞膜的通透性，使细胞内的有用物质外流导致细菌死亡；抑制细菌的大分子合成。

抗生素的使用范围

1.呼吸道感染

呼吸道感染是抗生素应用最广泛的领域之一。这类感染包括上呼吸道感染

（如感冒、咽炎、扁桃体炎等）和下呼吸道感染（如肺炎、支气管炎、支气管扩张合并感染等）。针对不同的病原体，如细菌、支原体、衣原体等，医生会选用合适的抗生素进行治疗，以缓解症状、防止并发症并促进康复。

2. 泌尿系统感染

泌尿系统感染也是抗生素的常见应用领域。这类感染包括肾盂肾炎、膀胱炎、尿道炎等，通常由大肠杆菌、变形杆菌等细菌引起。

3. 皮肤软组织感染

皮肤软组织感染是指发生在皮肤和皮下组织的感染性疾病，如疖、痈、丹毒、蜂窝组织炎等。这类感染多由金黄色葡萄球菌、链球菌等细菌引起。

4. 生殖系统感染

生殖系统感染涉及男性和女性的生殖器官，如阴道炎、宫颈炎、盆腔炎、附睾炎、前列腺炎等。这些感染多由细菌、支原体、衣原体等病原体引起。

5. 消化道感染

消化道感染是指发生在胃肠道的感染性疾病，包括细菌性痢疾、伤寒、副伤寒、霍乱等。

除此之外还有血液感染，也称为败血症，其他还有脑膜炎、骨髓炎、心内膜炎等。

抗生素的规范使用

抗生素主要用于治疗细菌感染，以及单纯病毒感染或病毒感染合并细菌感染。但在细菌感染不明确的情况下，不应使用抗生素。

对症下药，选择正确的抗生素：要考虑病人的过敏史、肝肾功能，选择合适的抗生素类型和计量；对于老人、孕妇、新生儿和肝肾功能不全的特殊人群，要格外谨慎并适当调整药量。

合理控制用药时间和剂量：对于一般感染，在抗生素使用后体温正常、症状消失后 72 ~ 96 小时，应考虑停药。特殊病种在明确诊断下可适当延长用药时间，用药过程中应严格遵循医嘱，不得私自调整用药剂量或更改用药方案。

滥用抗生素的后果

有研究表明，中国滥用抗生素比例高达 80%，滥用抗生素可能导致病人出现一系列毒副反应，比如肠道功能紊乱、皮疹、过敏反应，严重时可威胁生命。

滥用抗生素另一危害是耐药性问题，大量使用抗生素容易诱导耐药致病菌株的出现。这些耐药菌株对常用抗生素不再敏感，导致再次感染时治疗困难，甚至无药可用。

长期滥用抗生素还可能催生超级细菌，这些细菌对所有或大部分抗生素都具有耐药性，对人类健康构成巨大威胁。

除此之外，滥用抗生素还会出现肝肾功能受损、神经系统受损、肠道菌群失调等，儿童滥用抗生素的危害尤为严重。长期使用抗生素可能会影响儿童的生长发育和器官功能，导致器官功能衰竭等症状。此外，抗生素的滥用还可能影响儿童的免疫力发育和长期健康。

注意事项

抗生素应在医生指导下使用，避免自行用药或滥用抗生素。

抗生素的使用应遵循适应证原则，避免无指征的预防用药行为。

在使用抗生素过程中，应密切关注病人的病情变化及药物不良反应情况，及时调整用药方案。

对于特殊人群（如老年人、孕妇、儿童等）及肝肾功能不全者，应根据具体情况调整抗生素的剂量和用药方案。

抗生素是一类重要的抗菌药物，它们在临床治疗中发挥着不可替代的作用。然而，由于抗生素的滥用和不合理使用等问题日益严重，导致耐药菌的产生和传播问题日益突出。因此，在使用抗生素时务必遵循科学、合理、规范的原则以确保其疗效和安全性。

记住，输液不是万能的

有些人感冒出现嗓子痛、流鼻涕等症状，首先想到的是去医院输液，认为这样好得快。其实，普通的感冒都有自限性，一般不需要输液，而且过多输液，可能会给身体带来不必要的伤害。

输液的特点

关于输液，大家都不陌生，身体不舒服时，第一个想到的就是去医院输液，正是这份依赖催生了让人触目惊心的"吊瓶森林"景象。那么，输液到底有什么优势，什么样的病症才适合输液呢？

输液，也被称为大容量注射液或静脉输液，是指通过静脉滴注的方式将大剂量注射液输入体内的治疗方法。它具有给药直接、起效迅速、作用可靠等优点。这是由于它通过静脉直接将药物输送到血液循环中，避免了口服给药时的首过效应和药物在胃肠道的降解，从而提高了药物的生物利用度和疗效。

输液的适应证

电解质失衡病人：如腹泻、剧烈呕吐、大手术后等原因导致的失水、酸碱平衡紊乱或不能进食者。

血容量低病人：如手术失血、麻醉、呼吸道蒸发、出汗、排尿、胃管引流等导致的液体损失，需要补充血容量以维持正常的生理机能。

营养不良病人：如慢性消耗性疾病、昏迷、口腔疾病和胃肠道吸收障碍等病人，需要通过输液补充营养、供给能量、促进组织修复。

需输液治疗病人：如中毒、各种感染、脑及各种组织水肿等疾病，需要通过输液输入药物进行治疗。

输液容易诱发不良反应

输液属于有创操作，需要用针头将药物输入静脉血管，首先对血管造成损害，如果无菌操作不当，还容易引起细菌感染，严重者甚至危及生命。

输液过程中可能出现的不良反应包括发热反应、血栓性静脉炎、急性肺水肿、过敏反应等。这些不良反应的发生与多种因素有关，如药物本身、输液速度、病人体质等。

这些疾病不需要输液

感冒：感冒有自限性，输液并不能让你好得更快，细菌性感冒可口服抗生素；病毒性感冒，并没特效药，只能对症治疗。过度输液，可能导致病人对抗生素的耐药性。

腹泻：一般腹泻不需要输液，口服补液盐预防脱水即可，如果是细菌感染腹泻，口服抗生素治疗即可。如果是功能性腹泻，则需要调整饮食习惯，同样慢性胃炎、轻度结肠炎也不需要输液。

心脑血管疾病：高血压病人血压升高时，一般情况下服用降压药即可，输液一次性给药量过大，容易造成血压波动过快，反而对血管造成损伤，有可能出现脑出血、脑梗等风险。如果有头晕、胸闷等症状，需要及时看医生，并谨遵医嘱。

慢性炎症：很多慢性炎症比如慢性咽炎、前列腺炎等，通过服药或局部用药效果就很好，盲目用输液消炎，反而影响免疫功能。

输液要注意什么

严格掌握适应证，输液虽然有效，但并非所有疾病都需要输液治疗；在输液过程中，应注意药物的配伍禁忌，避免药物之间的相互作用导致不良反应；输液速度应根据病人的年龄、体重、病情和药物的性质等因素进行调整，避免过快或过慢导致不良反应。

除了输液还有什么给药方式

口服给药：最常用且方便的给药方式，病人可自行操作，无需特殊设备和专业人员，相较于其他侵入性给药方式，口服给药对病人造成的痛苦和不适较小。不足是，过程相对较慢。

注射给药：药物直接进入血液循环，避免了口服给药的吸收延迟和首过效应，起效快，适用于紧急情况，如急性中毒、休克等需立即给药的情况。

直肠给药：绕过胃肠道，避免了药物在胃肠道的降解和肝脏的首过效应，提高生物利用度，适用于儿童或吞咽困难者。

吸入给药：药物以气雾、喷雾等形式经呼吸道直接进入肺部，适用于呼吸系统疾病的治疗，对于无法口服药物或需要快速缓解症状的儿童病人尤为适用。

不同的给药方式各有其独特的优势和适用范围。不要盲目推崇某一种给药方式，应听从医生安排，选择合理有效的治疗方式。

第六章　定期体检

是健康的防线

许多疾病在早期阶段并没有明显的症状，但随着时间的推移，病情可能会逐渐恶化。通过定期体检，可以在疾病尚未出现明显症状时及时进行诊断和治疗，从而大大提高治愈率和生存率。

体检或许比你想象的更重要

身边经常有这样的人，平时看上去好好的，很健康，却突然一病不起或离世，这样的事情让人唏嘘。许多人认为自己很健康，就忽略了体检的重要性，等疾病暴发时，才后悔莫及。看上去很健康，就是真的健康吗？

为什么要做体检

自认为健康不代表真的健康，许多疾病都不是一天形成的，都是经过长时期积累，逐渐形成病变的。患病初期，病人可能毫无感觉，甚至自我感觉良好。一旦出现症状再治疗，可能已经错过最佳治疗时期。所以，定期检查，就能提前发现致病因子，将病患扼杀在摇篮中。

总的来说，体检能够帮助人们及时发现身体潜在的异常变化或疾病风险因素，从而采取相应的预防措施，避免疾病的发生或延缓其进展。通过定期体检，人们可以更加关注自己的健康状况，及时调整生活方式和饮食习惯，降低患病风险。

许多疾病在早期是没有明显症状的，但随着时间的推移，病情会逐渐加重，甚至威胁生命。体检可以通过各种检查手段，如血液检查、尿液检查、影像学检查等，发现身体内部的微小病变或异常情况，为早期诊断和治疗提供重要依据。早期发现疾病并进行治疗，可以显著提高治愈率，降低并发症和死亡率。

体检还可以全面评估个体的健康状况，包括身体、心理和社会适应能力等方面。通过体检结果，人们可以了解自己的身体状况是否良好，是否存在潜在的健康问题，以及是否需要采取进一步的干预措施。这有助于人们更好地规划自己的生活和工作，保持身心健康。

体检如何帮助早期发现疾病

常规检查包括身高、体重、血压、心率、体温等基本生命体征的测量，以及视力、听力、口腔、心肺听诊等项目的检查。这些简单而全面的检查能够初步评估个体的健康状况，为进一步的详细检查提供线索。例如，体重过重或血压异常可能提示存在代谢性疾病的风险，而心肺听诊的异常则可能指向心血管疾病的前兆。

血液检查是体检中重要的一部分，通过分析血液中的各项指标，可以揭示出多种疾病的早期迹象。血常规检查可以了解红细胞、白细胞、血小板等血液成分的数量和形态。

生化检查能检测血糖、血脂、肝肾功能等指标，有助于发现糖尿病、高脂血症、肝炎、肾炎等慢性疾病。此外，肿瘤标志物检测也是血液检查的重要内容之一，它能够在肿瘤形成初期即发出预警信号，为早期干预争取宝贵时间。

尿液检查是评估泌尿系统健康状况的重要手段。通过观察尿液的颜色、透明度、气味等物理性质，以及检测尿液中的成分（如蛋白质、葡萄糖、红白细胞等），可以初步判断是否存在尿路感染、肾脏疾病、糖尿病等问题。尿液检查具有无创、便捷的特点，是体检中不可或缺的一环。

影像学检查利用 X 射线、超声波、CT、MRI 等先进技术，对人体内部结构和组织进行成像，帮助医生直观地观察并判断是否存在异常病变。

哪些人需要体检

中老年人：随着年龄的增长，人体的生理功能逐渐衰退，患各种慢性疾病的风险增加。因此，中老年人需要更加关注自己的健康状况，定期进行体检，以便及时发现并治疗高血压、糖尿病、冠心病等老年常见疾病。

有家族遗传病史的人：家族遗传病史是某些疾病的重要风险因素。如果你的家族中有某种遗传性疾病的病史，那么你可能也面临较高的患病风险。通过定期体检，可以及早发现这些疾病的迹象，并采取预防措施。

生活方式不健康的人：长期不良的生活方式，如吸烟、酗酒、饮食不均衡、缺乏运动等，会显著增加患各种疾病的风险。

已经患有慢性疾病的人：对于已经患有慢性疾病（如高血压、糖尿病、冠心病等）的人来说，定期体检尤为重要。

准备怀孕或已怀孕的女性：女性在准备怀孕或怀孕期间，需要关注自身的健康状况和胎儿的发育情况。因此，这些女性需要定期进行体检，包括妇科检查、产前检查等，以确保母婴健康。

通过定期体检，我们可以更好地了解自己的身体状况，预防疾病的发生。体检不仅能够帮助我们及时发现潜在的健康问题，还能够为医生提供准确的诊断依据，使我们能够在疾病的早期阶段就采取有效的治疗措施。因此，定期体检是维护健康、提高生活质量的重要手段。

定期体检是一种自我保健方式

随着医疗技术的进步和人们健康意识的提升，定期体检已成为一种重要的自我保健方式。通过定期体检，我们可以更加关注自己的健康状况，及时发现并处理潜在的健康问题，从而享受更加健康、美好的生活。

什么是定期健康检查

定期健康体检是一种预防性的医疗行为，旨在通过系统性的身体检查，评估个体的整体健康状况，早期发现潜在的健康问题或疾病迹象，并据此提供健康指导、疾病预防和治疗建议。这种体检通常不是针对已知疾病进行的，而是作为一种常规的健康管理手段，帮助人们保持或改善健康状况。

多久需要体检一次

1. 一般人群

30 岁以下、健康状况良好的青壮年，可以每两年进行一次全面体检。这包括一般健康检查、生化指标测量、血压测量、视力检查等；如果出现任何身体不适或家族病史，建议提前进行体检或遵医嘱增加体检频率。

30 岁至 50 岁中年人，一年进行一次全面体检。检查的重点项目应包括心、肺、肝、胆、胃肠等重要器官，以及血压、血糖、血脂等重要指标。如果体质较差，患有慢性疾病，或者有肿瘤的家族史，建议至少每年进行一次相关肿瘤套餐的体检。

60 岁以上老年人，最好每年进行两次全面体检。除常规检查项目外，可以由医生根据体检者的健康状况决定增减检查项目。

2. 特殊人群

儿童：儿童一般建议每 3 个月做一次体检，以密切关注宝宝的骨骼发育及营养状况，把握宝宝的成长状态。

孕妇：孕妇需要定期进行产前检查，根据孕期的不同阶段进行相应的检查，以确保母婴健康。

有慢性疾病者：已经患有慢性疾病（如糖尿病、高血压等）的病人，需要根据医生的建议进行更频繁的体检，以监测疾病的进展和调整治疗计划。

如何制订个性化体检计划

制订个性化的体检计划是确保个人健康的重要手段，它能够帮助我们及早发现并预防潜在的健康问题。

首先，要进行自我健康评估，反思自身的身体状况，包括是否有持续的疲劳感、体重变化、睡眠质量、饮食习惯等。这些日常表现往往能反映出潜在的健康问题。

家族病史是制订体检计划时不可忽视的因素。了解家族中是否有遗传性疾病或慢性疾病的历史，如心脏病、糖尿病、癌症等，有助于我们特别关注这些领域的健康状况，并可能需要进行更详细的筛查。

年龄和性别对体检结果有显著影响。不同年龄段的人面临的健康风险不同，而男性和女性在某些健康问题上存在差异。例如，中年女性可能需要关注乳腺和妇科健康，而中年男性则可能需要关注前列腺健康。

如果近期出现了特定的症状或不适感，如胸痛、呼吸困难、持续咳嗽等，应将这些情况告知医生，并在体检中重点关注相关领域。这些症状可能是某些疾病的早期信号。

职业和环境因素也可能对健康状况产生影响。例如，长时间坐在电脑前工作可能增加心血管疾病和颈椎问题的风险；而接触有害化学物质或辐射的职业则可能增加癌症等疾病的风险。在制订体检计划时，应考虑到这些特殊因素。

体检频率受什么影响

不同地区的地理位置、气候条件和环境因素可能导致不同的健康状况。例如，海滨城市居民可能面临较高的皮肤癌风险，因此体检时可能更强调皮肤检查；而在高海拔地区，由于高原反应和心脏疾病的风险较高，体检可能更侧重于心血管健康。

不同地区的文化和饮食习惯也可能影响体检频率。某些地区居民可能更容易出现特定的健康问题，如贫血或肥胖，这可能导致在该地区的人们需要更频繁地进行相关体检项目。

医院与体检中心的区别

医院和体检中心在服务和重点上存在差异。医院主要面向疾病人群，强调医疗质量和治疗；而体检中心则更注重健康管理和优质服务，面向健康人群和亚健康人群。这种差异可能导致两者在体检频率上的不同。

你适合什么样的体检

2021 年《美国医学会杂志》发表了一项基于近 60 年来 32 项高质量研究的成果，指出常规体检可以更有效地发现和控制慢性病，促进生活习惯的改变以及提高生活质量。然而，面对众多的检查项目，哪些更适合我们呢？

体检不是越多越好

面对林林总总的体检项目，很多人不知道如何选择：体检该做什么，是不是越贵的套餐越好？事实是，同一个套餐并非适合所有人，如果有条件，最好能在体检前，根据自己的具体情况咨询专业医生的建议。

通常来说，对于所有人，基础项目是都要做的，包括以下：

一般检查	包括身高、体重、体重指数（BMI）、血压等基本生理指标的测量
外科检查	皮肤、淋巴结、甲状腺、乳腺、脊柱、四肢及关节等进行视诊、触诊等检查，以发现是否存在肿块、畸形、炎症、感染等异常情况
内科检查	包括心脏、肺部、腹部等重要内脏器官的检查
血液检查	包括血常规（如白细胞计数、红细胞计数、血小板计数等）、血糖、血脂（如胆固醇、三酯甘油等）、肝功能（如转氨酶、胆红素等）、肾功能（如肌酐、尿素氮等）等
尿液检查	包括尿液中的颜色、透明度、比重、酸碱度以及蛋白质、葡萄糖、白细胞、红细胞等成分
影像检查	腹部 B 超（检查肝、胆、胰、脾等器官）
耳鼻喉	耳鼻喉常规、视觉、视底等检查
口腔	牙体、牙周、口腔黏膜等检查

女性需要增加的体检项目

妇科检查：包括外阴部检查、阴道检查、宫颈检查、子宫及附件检查等。这些检查有助于了解生殖系统的健康状况，及时发现阴道炎、宫颈炎、外阴炎、子宫肌瘤、卵巢囊肿等妇科疾病。

乳腺检查：包括乳腺触诊、乳腺超声、乳腺钼靶检查等。这些检查有助于发现乳腺结节、乳腺增生、乳腺癌等乳腺疾病。

宫颈细胞学检查：针对 25 岁以上有性生活史增加 TCT、HPV 的检查，检测是否存在宫颈细胞异常变化或人乳头状瘤病毒（HPV）感染。针对 30 岁以下，推荐每 3 年做一次 TCT 检查，针对 30 ~ 60 岁，推荐每 5 年做 TCT 和 HPV 联合检查。针对 65 岁以上，如果连续筛查没有发现病变者，可考虑停止筛查，但要保证前三次的 TCT 检查或前两次的联合检查的结果无异常。

HPV 感染是宫颈癌的主要危险因素，而宫颈细胞学检查是筛查宫颈癌的重要手段。早期发现 HPV 感染或宫颈细胞异常变化，有助于及时干预和治疗，防止宫颈癌的发生。

50 岁以上人群应增加的体检项目

随着年龄的增长，人体各系统器官的功能逐渐衰退，患病风险也随之增加。50 岁以上的中老年人，除了进行常规的体检项目外，还需要根据年龄特点和身体状况增加一些特定的检查项目，以便及时发现并处理潜在的健康问题。

男性：增加前列腺特异性抗原（PSA）检测和前列腺超声检查。这些检查有助于早期发现前列腺癌或前列腺增生的迹象，为及时干预提供机会。

女性：继续定期进行妇科检查，包括宫颈细胞学检查（如 TCT、HPV）、子宫及附件 B 超检查等，以监测妇科健康状况，预防妇科肿瘤的发生。

乳腺癌筛查：对于女性，尤其是家族中有乳腺癌病史者，建议增加乳腺超声和乳腺钼靶检查，以早期发现乳腺结节、乳腺增生或乳腺癌。

肺癌筛查：虽然肺癌在男性中更为常见，但女性也应关注。对于有长期吸烟史或职业暴露史的人群，建议进行低剂量螺旋 CT 扫描，以筛查肺癌。

胃肠镜 / 碳 –13 呼气：定期进行胃肠镜检查可以早期发现胃炎、胃溃疡、肠息肉、肠癌等病变，并进行必要的治疗。

碳 –13 呼气试验：用于检测幽门螺杆菌感染，幽门螺杆菌是多种胃病的致病因素之一。

特殊人群、已有慢性疾病的人增加的项目

高血压病人：重点应放在尿常规、血生化、心电图检查上。

糖尿病病人：重点检测项目应包括糖化血红蛋白、血脂全套、血生化、尿白蛋白、心电图、视网膜检查以及足部检查。由于糖尿病病人易发生足部并发症，如糖尿病足，因此需定期进行足部检查。此外，牙科检查也很重要，因为糖尿病病人易患口腔疾病，如牙周病等，所以也需要定期进行口腔检查。

冠心病患者：要进行血液检查，包括胆固醇、三酯甘油、血糖、脂蛋白以及纤维蛋白原等，这些水平异常是冠心病的危险因素。应进行超声心动图、放射性核素、冠脉 CT 血管成像（CTA）、冠脉造影、运动负荷试验等检查。

其他慢性疾病，如 40 岁以上有心脑血管病家族史，或有高血压、高脂血症和糖尿病并发症的人群：建议每年增加"两超一 CT"检查，即心脏 B 超、颈动脉 B 超，以及心脏 CT，以早期发现心血管疾病。

前列腺癌高风险男性（如 65~80 岁）：建议进行前列腺 B 超、PSA 指标检测，还有直肠指检，以早期发现前列腺癌。

胃癌高危人群（如年龄大于 40 岁，有幽门螺杆菌感染、慢性萎缩性胃炎、胃癌家族史等）：建议进行胃肠镜检查，以早期发现胃癌。

乳腺癌高风险女性：无论是否有症状，都应坚持定期的乳房自检和医院检查，40 岁以上女性每年进行一次彩超检查和钼靶 X 线检查。

检前这些事儿，你必须清楚

体检前有诸多注意事项，一定要提前了解，有几件事不能做，否则容易造成误诊且白花钱。

体检前注意事项

体检前一天晚上应保证充足的睡眠，一般建议成人每晚睡眠 7 ~ 9 小时。良好的睡眠有助于身体恢复，确保体检时的良好精神状态，同时也能够确保血压、心率等生理指标在正常范围内，从而提高体检结果的准确性。

体检前 8 小时不要吃东西

部分体检项目需要空腹进行，如血糖、血脂、肝功能等生化检查，以及腹部 B 超等影像学检查。因此，体检前一天晚餐后应至少禁食 10 ~ 12 小时，确保体检时处于空腹状态。如果感觉口渴，可以适量饮用温水，但避免饮用含糖饮料或牛奶等。

1. 为什么要空腹

进食容易影响血糖、血脂等生化指标，进食后，血糖、血脂等生化指标会显著升高，尤其是摄入高糖、高脂肪食物后，这种影响更为明显。空腹可以避免食物中的糖分、脂肪等物质对血液成分的影响，从而得到更准确的检测结果。

进食还影响肝肾功能，食物中的蛋白质、代谢产物等也会影响肝功能、肾功能等指标的检测结果。空腹可以减少这些因素的干扰，使检查结果更准确。

进食后，会影响 B 超观察腹部脏器的清晰度，如肝脏、胆囊、胰腺等。

2. 需要空腹做的检查

做腹部彩超、胃肠镜、增强 CT 检查时，需要注射造影剂，部分受检者会出现过敏反应，通常表现为恶心、呕吐、荨麻疹等。如果进食后发生呕吐，呕吐物易吸入气管，影响正常呼吸，严重者可导致窒息。因此建议做增强 CT 前也需空腹 4 小时以上。

避免剧烈运动

体检前一天应避免剧烈运动，如跑步、游泳、健身等。剧烈运动会导致体内代谢加快，心率、血压等生理指标上升，从而影响体检结果的准确性。如果平时有运动习惯，建议在体检前一天适当减少运动量或选择轻度运动。

禁用非必需药物

体检前应尽量避免使用非必需药物，特别是可能影响体检结果的药物。但是，高血压、心律不齐或有其他慢病的老人，如果一直在吃药，那么体检前还是要规律吃药，不要为了体检而停药，进而导致血压波动等情况的出现。

如果体检前有发热、拉肚子等不舒服情况，应当推迟体检，避免出现检查结果不准确的情况。

穿着宽松舒适

体检当天应穿着宽松舒适的衣服和鞋子，方便穿脱。尽量避免穿着紧身衣、连衣裙等可能影响检查操作的衣物。

女性不要化浓妆，化浓妆会影响医生对面部皮肤的判断。

不要自行冲洗阴道，阴道冲洗不仅会增加患盆腔炎的可能性，还会影响阴道分泌物常规指标，影响检查结果。实际上，异味对医生来说反而有助于判断真实病情，所以真的不必感到尴尬。

避免金属饰品干扰

在进行影像学检查（如 X 线、CT、MRI 等）时，应避免佩戴金属饰品，如项链、手链、耳环、戒指等。金属饰品会产生伪影，干扰影像的清晰度，从而影响诊断的准确性。如果必须佩戴金属饰品（如助听器、心脏起搏器等），请提前告知医生或技术人员，以便他们采取适当的措施减少干扰。

不要隐瞒自己的病情

如果有特殊的健康状况或过敏史，如心脏病、高血压、糖尿病、哮喘等，以及对某些药物过敏等情况，请务必在体检前告知医生或体检机构。这将有助于医生或体检机构制定合适的体检方案，并采取必要的预防措施，确保体检过程的安全和结果的准确性。

B 超憋尿注意事项

提前饮水：在检查前 1 ~ 2 小时开始饮水，逐渐使膀胱充盈。避免短时间内大量饮水，以免造成膀胱过度充盈或不适。需要憋到什么程度呢？按按小肚子，恰好能忍住尿意就可以，千万不要憋到感觉膀胱要爆炸，一按就要失禁，否则会很难熬。

适量憋尿：膀胱充盈程度应适中，以能够清晰显示子宫及附件为准。过度憋尿可能会导致膀胱压迫子宫，影响检查结果。

及时排尿：检查结束后应及时排尿，避免长时间憋尿造成不适。

易患癌人群，通过体检及早发现

　　随着生活水平的提高，人们也越来越关注个人健康。通过定期体检，越来越多的肿瘤病人做到了早发现、早治疗，我国的恶性肿瘤生存率比十年前提高了10% 左右。

哪些是肿瘤易发人群

　　癌症家族易感性和遗传性疾病的人群：这部分人群由于癌基因异常、抑癌基因失活、DNA 损伤修复异常等原因，易患癌症。常见的恶性肿瘤如前列腺癌、乳腺癌、甲状腺髓样癌、胃癌、大肠癌、肝癌、白血病等，在家族中有明显聚集现象。有肿瘤家族史的人群，特别是三代直系亲属以内有癌症病人的人群，其患癌风险会相对较高。

　　生活习惯不好和有慢性疾病的人群：长期吸烟，易患口咽癌、肺癌、胃癌等；过量饮酒，易患食管癌、胃癌、肝癌等；不良饮食习惯，如常饮用过热的汤类、吃辛辣甜咸或硬的粗食物等，易患食管癌；喜食烟熏、腌制、烧烤食品的人群，也易患癌，这是由于食物烹制过程中可产生大量有毒化学物质，如苯并芘、亚硝胺等。

　　长期暴露于辐射或有害物质的人群：如放射医疗工作者、化工厂工人、石棉厂工人等，他们长期接触辐射、石棉、玻璃丝等有害物质，易患肉瘤、白血病、淋巴瘤、间皮瘤等。

　　长期在空气污染严重地区生活的人群：易患口咽癌、肺癌等。

病毒感染的人群：病毒感染与癌症的发生密切相关，如 HPV 感染可导致子宫颈癌，HBV 感染病人肝癌发病率高。

肥胖、超重的人群：很多癌症都与肥胖关系密切。衡量肥胖的标准可以从多个维度来考量，主要包括身体质量指数（BMI），即体重除以身高的平方（千克/米^2）。我国人群的标准 BMI 范围在 18 ~ 24 之间，24 ~ 28 之间为超重，超过 28 则为肥胖。

有癌前病变的人群：如慢性萎缩性胃炎病人可发展成胃癌，反流性食管炎可恶变成食管癌等，一旦诊断为癌前病变，要尽快治疗，预防癌变。

定期体检是早期发现癌症的关键。易患癌人群应按照医生的建议定期进行体检，并在发现异常情况时及时进行进一步检查和治疗。同时，对于已经患有慢性疾病或接受过癌症治疗的人群，还应加强随访和监测，以便及时发现病情变化并采取相应措施。

易患癌人群常见的体检项目

癌症标志物检测	通过血液或尿液检测特定蛋白质或其他分子的水平，有助于发现某些类型的癌症，如胰腺癌、前列腺癌、乳腺癌等
影像学检查	乳腺 X 线检查，用于早期检测乳腺癌
	肺部 CT 扫描，有助于早期发现肺癌，特别是对于吸烟者或接触有害物质的高风险人群
	腹部 B 超，可检查肝、胆、胰、脾等腹部器官，有助于发现腹部肿瘤
	结肠镜检查，通过放置灵活的管子到结肠内部来检查结肠，可早期发现结肠癌
细胞学检查	宫颈抹片检查，用于筛查宫颈癌，通过采集宫颈细胞样本进行分析
	前列腺特异性抗原（PSA）检测，用于评估男性前列腺癌的风险

| 内镜检查 | 如胃镜、肠镜等，可直接观察到消化道内部情况，有助于发现消化道肿瘤 |
| 个性化体检方案 | 由于每个人的身体状况和风险因素不同，因此最好咨询专业医生并根据个人情况制定个性化的体检方案 |

易患癌人群日常生活如何防癌

养成健康的生活方式：合理饮食，保持饮食均衡，多摄入新鲜蔬菜、水果、全谷类和豆类食物，这些食物富含抗氧化剂、维生素和矿物质，有助于降低癌症风险。限制红肉和加工肉类的摄入，增加白肉（如鱼、禽类）的比例。避免过多摄入高糖、高脂肪和高盐的食物，减少烧烤、油炸等烹饪方式。

戒烟酒：吸烟是多种癌症的主要风险因素，包括肺癌、口腔癌、喉癌等。易患癌人群应坚决戒烟，并避免二手烟暴露。少喝酒，任何类型的酒精饮料都与多种癌症有关联，如乳腺癌、肝癌等。

控制体重：肥胖是多种癌症的风险因素，包括乳腺癌、结直肠癌等。通过合理饮食和规律运动来控制体重，避免过度肥胖。

规律作息：保持充足的睡眠时间和良好的睡眠质量，有助于身体机能的恢复和免疫力的提升，避免长期熬夜和过度劳累，减少身体和心理的压力。

定期体检和筛查：根据个人家族史和风险因素，选择相应的癌症筛查项目。例如，有乳腺癌家族史的女性应定期进行乳腺钼靶或超声检查；有结直肠癌家族史的人群应定期进行结肠镜检查等。

避免过度医疗和滥用药物：不要过度医疗，不要盲目相信所谓的"防癌秘方"和"保健品"，如有任何身体不适或疑虑，应及时就医并遵循医生的建议进行治疗。

如何看懂你的体检报告

面对体检报告上密密麻麻的数字，很多人都感到迷茫。那么，如何读懂你的体检报告？指标异常又该怎么办呢？

读懂符号的含义

体检报告中，许多项目通过具体的数值来表示检测结果，数值的变化通常反映了身体某项指标的状态或趋势。

↑：表示该指标数值高于正常参考范围上限，表示可能存在异常情况。

↓：表示该指标数值低于正常参考范围下限，同样提示可能异常。

= 或 −：有时用于表示数值与参考范围相符或无明显变化，但更多时候，这些符号在数值前后并不直接出现，而是通过比较实际数值与参考范围来判断。

定性结果：通常以文字或特定符号表示，用于描述某项检测结果的性质。

+：阳性，表示检测到了某种物质或存在某种情况，意味着可能异常或疾病状态。

−：阴性，表示未检测到某种物质或不存在某种情况，通常视为正常。

±：弱阳性，表示检测结果介于阳性和阴性之间，可能需要进一步复查或结合其他检查综合判断。

弱阳性或疑似：弱阳性用 ± 表示，需关注并可能需复查。在文字描述中可能直接出现"疑似"字样，提示某种情况的可能性，但尚未确诊。

特殊标记：体检报告中还可能包含一些特殊标记，用于提示医生或受检者注意某些特殊情况。

"★""※""!"等：这些符号可能用于标记重要或异常的检测结果，需要特别关注。

复查：直接注明某项结果需要复查，以确认其准确性或排除偶然因素。

正常参考范围：每项检测结果旁边通常会列出正常参考范围，用于判断该结果是否属于正常范畴。一般为区间值，如"3.5 ~ 5.5毫米尔/升"（血糖）或"100 ~ 120次/分"（心率），表示在该区间内的数值视为正常。

备注：有时会在正常参考范围后附上备注，说明该范围可能因年龄、性别、生理状态等因素而有所不同。

除此之外，还有其他说明，用于解释检测结果或提供建议。

解读说明：对复杂或专业性强的检测结果进行简要解释，帮助受检者理解。

医生建议：根据检测结果提出的针对性建议，如调整饮食、增加运动、定期复查等。

注意事项：提醒受检者在日常生活或后续检查中需要注意的事项。

如何看血常规报告

血常规报告通常包含多个项目，其中最为基础且重要的是白细胞（WBC）、红细胞（RBC）、血红蛋白（Hb）、血小板（PLT）等指标。

白细胞（WBC）高值提示可能感染或炎症，低值则可能与免疫系统问题有关。

红细胞（RBC）和血红蛋白（Hb）两者同时降低表示可能贫血，而增高则可能是脱水或红细胞增多症等原因。

血小板（PLT）低值可能引发出血风险，高值则可能与血栓形成有关。

胆固醇指标

不要谈胆固醇色变，胆固醇升高不一定是坏事，高密度脂蛋白胆固醇能保护血管。如果低密度或非高密度脂蛋白胆固醇偏高，提示生活方式需要改善——饮食上建议减少油腻食物摄入，喝低脂奶。

看懂肿瘤标志物指标

肿瘤标志物是反映肿瘤存在和生长的物质，它们由肿瘤细胞基因表达所产生，或由人体对肿瘤细胞的反应而产生。

常见的肿瘤标志物包括但不限于：

甲胎蛋白（AFP）：主要用于原发性肝癌的诊断，其正常参考值一般小于 25 微克 / 升。

癌胚抗原（CEA）：主要用于胰腺癌、结肠癌等癌症的筛查，其正常参考值一般小于 5 微克 / 升。

糖类抗原 19-9（CA19-9）：是胰腺癌、肝胆系统和胃肠道肿瘤的重要标志物，其正常参考值一般小于 37 单位 / 毫升。

癌抗原 125（CA125）：是卵巢癌的首选标志物，其正常参考值一般小于 35 单位 / 毫升。

癌抗原 153（CA15-3）：是乳腺癌的最重要的特异性标志物，其正常参考值一般小于 25 单位 / 毫升。其含量的变化与乳腺癌的治疗效果密切相关。

肿瘤标志物特异性并不是 100%，许多良性病变甚至正常细胞也可以分泌肿瘤标志物。

看得懂的尿常规

看颜色：正常尿液是淡黄色、清亮的，如果出现酱油色、浓茶色等提示尿液可能出现异常。尿液 pH 值正常范围是 4.5 ~ 8.0。

酮体与胆红素：酮体是脂肪代谢的中间产物，在饥饿、糖尿病酮症酸中毒等情况下，尿液中可出现酮体。正常尿液中不含胆红素，若尿胆红素阳性，常提示肝细胞性或阻塞性黄疸。

尿红细胞与白细胞：尿液中出现红细胞称为血尿，常见于泌尿系统感染、结石、肿瘤、肾炎等疾病。尿液中白细胞增多提示泌尿系统感染，如肾盂肾炎、膀胱炎等。

其他异常情况

增生、囊肿、结节和占位是医学中常见的病理现象，它们各自具有不同的特征和临床意义。增生分生理性和病理性增生两种，其中病理性增生往往对机体有害，尤其是恶性增生，具有潜在恶化的可能。

囊肿：是一种良性疾病。它是长在体表或体内某一脏器的囊状的良性包块，其内容物的性质是液态的。常见的有肾囊肿、肝囊肿等。

结节：可以是良性的也可能是恶性的，恶性结节的发展速度和危害程度较高，需要及早诊断和治疗。乳腺、甲状腺、肺部结节提示 4 级以上就需警惕。胃肠道息肉有变成恶性的可能，应及时切除。

占位：占位性病变对身体的危害取决于其性质、大小和位置。恶性占位性病变往往危害较大，需要尽早治疗。

体检误区在这里

体检是评估个人健康状况、预防疾病的关键手段，然而，在进行体检的过程中，人们常常会陷入一些误区。例如，关于多久应该体检一次、如何选择适合自己的体检项目，以及是否体检越贵就越好等问题，都是体检时常被提及的困惑。

误区一：我还年轻，不需要体检

我很年轻，身体好，吃饭香，睡眠足，身体肯定没问题，不需要体检。事实上，年轻并不是健康的"保险柜"。随着生活水平的提高，很多疾病也出现年轻化趋势，所以，年轻人也需要定期体检。

正确做法：即使没有明显的不适症状，也应该定期进行体检。因为一些疾病在早期可能没有明显的症状，但已经存在潜在的致病因子或功能异常。通过体检可以及早发现这些问题，实现早期干预和治疗。

误区二：一次体检管一生

定期体检是最科学的体检方式，尤其是对 40 岁以上的人群，定期体检可以提前发现许多问题，比如高血压、高脂血症以及肿瘤方面的问题。

正确做法：养成定期体检的习惯。

误区三：随意对待体检，体检前不做任何准备

体检前不做了解，该吃吃该喝喝，等到体检的时候发现很多项目无法做，或

者直接影响体检结果。比如，吃的油腻容易导致肝功能检查结果不准，过量喝酒会降低心电图的准确性。

正确做法：体检前合理饮食，避免大鱼大肉、过量饮酒、熬夜或剧烈运动。体检前一天晚餐后不应再吃东西，但可以喝少量水。慢性病（如高血压、糖尿病、心脏病等）病人应照常服药。体检当天宜轻便着装，不戴隐形眼镜、不化妆、不戴首饰。

误区四：越贵的套餐越好

体检套餐并不是越贵越好，选择适合自己的才是最重要的。

正确做法：体检应根据自身实际情况选择个性化方案。越贵的方案并不一定最适合自己，因为每个人的健康状况和疾病风险都不同。建议从基础检查开始，逐步增加专病或专项风险筛查项目。对于年轻人来说，没特殊情况，做基本项目检查就够了，女性每年应进行乳腺、卵巢、子宫的检查。

误区五：怕辐射，不敢做 X 线检查

很多人谈 X 线色变，认为只要是射线就有辐射，就会危害身体健康，因此拒绝做胸透、CT 等检查。

正确做法：实际上，偶尔一次的射线检查，辐射量很小，国际上建议每年 CT 检查不超过两次。比如胸部 X 线检查，胸片可以大致了解胸腔情况，发现部分支气管疾患、结核、肺癌等问题。所以，除了妊娠期女性，其他人都可以接受检查。

误区六：忽视五官检查

很多人认为体检时只需关注心肝肺等重要器官的检查，而忽视耳鼻眼口等其

他部位的检查。

正确做法：体检时应全面评估身体的健康状况，包括心肝肺等重要器官以及耳鼻眼口等其他部位的检查。五官科检查可以发现很多疾病或癌前病变的可能性，因此不应忽视。

误区七：只重视体检不重视结果

很多人认为检查完就万事大吉，体检报告看一眼就随手扔。其实，体检报告具有很大的对比价值，比如去年数值和今年数值发生变化，就提示某项指标可能发生改变，可能是某种疾病的倾向。

正确做法：拿到体检报告后应仔细阅读结果并咨询医生意见。对于异常结果应给予足够的重视，并根据医生的建议进行进一步的检查或治疗。同时，也要关注日常生活中的健康管理和疾病预防工作。

误区八：不去查、过度查、不复查

有些人抗拒体检，认为不查就没问题，一查全是毛病，这种鸵鸟心态要不得。现在不检查，等身体出现问题再查，会更麻烦。

过度查：认为凡是可以体检的项目，全部查一遍，这样做没必要也不可能，过度查不仅浪费钱财，也会给身体造成不必要的负担。

不复查：不重视报告中医生的建议，认为这些都是小问题，不引起重视，等小问题积累成大毛病，就会后悔莫及。

体检不是万能的，但是不体检是万万不能的，所以应养成定期体检的习惯，防患于未然。切莫因小失大，也不要讳疾忌医，最大限度地保证自己的身体健康。

第七章　健康只在
一念间

健康意识乃是守护健康的基石。唯有深刻认识到健康的价值所在，我们方能自发地留心自身体质变化，积极践行预防为主的理念，采取有效措施预防疾病，促进身心全面健康，为美好生活奠定坚实的基础。

看医治未病，预防才是王道

《黄帝内经》云："上工治未病，不治已病，此之谓也。"这句话强调了"治未病"的重要理念，如果在疾病尚未发生或者初起之时就采取相应措施，就能起到预防疾病的发生、发展和传变的作用。

中医"治未病"核心是预防为主

治未病有三点含义，具体内容如下：

首先，未病先防。在疾病尚未发生之前，通过调养身体、增强体质、调节饮食起居等方法，预防疾病的发生。这是治未病的核心思想，也是中医预防医学的重要内容。

其次，通过未病先防，可以在疾病发生之前进行干预，从而减少疾病的发生，降低医疗成本，提高人们的健康水平。

最后，健康的身体是享受生活的基础。未病先防有助于保持身体的良好状态，使人们能够更好地享受生活，提高生活质量。家庭成员的健康状况直接影响到家庭的和谐与幸福，未病先防有助于减少家庭成员的疾病负担，促进家庭的和谐与稳定，进而推动社会的和谐发展。

未病先防的方法

增强人体正气。中医认为，正气是人体抵抗疾病的重要因素。通过调整饮食、起居、运动等方式，可以增强人体的正气，提高抵抗力，预防疾病的发生。例如，保持规律的作息时间，合理安排饮食，避免过度劳累等。

情志的波动对人体健康有很大影响。保持愉快的心情、乐观的生活态度，避免过度焦虑、抑郁等负面情绪，可以预防因情志内伤而产生的疾病。

饮食是人体获取营养的重要途径。合理的饮食有助于保持身体的健康状态。应做到定时定量、营养均衡，避免暴饮暴食、偏食等不良习惯。

运动可以促进气血流通、增强体质。但运动要适量，避免过度运动或剧烈运动导致身体受损。可以根据个人体质和兴趣选择合适的运动方式，如散步、慢跑、太极拳等。

既病防变

既病防变强调在疾病初期或病情尚未严重之时，采取积极的治疗措施，以防止病情进一步发展或传变。这一理念体现了中医"防微杜渐"的思想，即在疾病初起时即予重视，避免病情恶化造成严重后果。

当发现身体出现小问题时，要及时诊断和治疗，可以控制病情的发展，防止病情恶化或转化为更严重的疾病。疾病初期病情较轻时，治疗相对容易，不要等到病情发展严重才追悔莫及。另外，早期治疗可以避免病情恶化后需要更长时间、更复杂的治疗过程，从而降低治疗成本。

有病要早诊断、早治疗。疾病初期病情轻浅，正气未衰，易于治疗。因此，要争取时间及早诊治，防止病情由小到大、由轻到重、由局部到整体的发展。如《医学源流论·防微论》所言："病之始生浅，则易治；久而深入，则难治。"在确诊疾病后，要及时采取治疗措施，控制病情的发展。根据疾病的具体情况和病人的体质特点，选择合适的治疗方法和药物。这些措施都可以及时控制病情，减缓疾病带来的痛苦。

病愈防复

病愈防复，即在疾病得到治愈后，通过适当的调养和治疗，巩固疗效，防止疾病再次复发。

有些病人在疾病刚有好转时就放松警惕，从而忽视了持续观察与谨慎调养的重要性。这种心态往往容易导致病情反复，甚至可能因未及时巩固治疗效果而让之前的努力白白浪费。殊不知，有些疾病在治愈后容易反复发作，这样会给病人带来身体和心理上的负担，影响生活质量。而且，疾病复发需要再次治疗，不仅耗费钱财，还要再次忍受痛苦，所以病愈防复就显得格外重要。

预防疾病反复可以做到以下几点：

在疾病治愈后，应根据医生的建议进行巩固治疗，如继续服用药物、接受物理治疗等，以确保疾病得到彻底治愈。

病愈后应注意调养身体，包括合理饮食、适量运动、充足睡眠等。通过调养身体可以增强体质，提高抵抗力，防止疾病复发。

对于容易复发的疾病，应了解并避免其诱因。如过敏性疾病病人应避免接触过敏原，哮喘病人应避免吸入刺激性气体等。

病愈后病人可能存在一定的心理负担和焦虑情绪。进行心理调适，保持积极乐观的心态，有助于防止疾病复发。

以慢性气管炎为例，感冒是慢性气管炎复发的重要诱因之一。因此，病人应注意保暖、避免受凉感冒。病人应定期进行复查和肺功能检测，以了解气管的恢复情况和疾病的复发情况。同时，还要适当运动，但应避免剧烈运动和过度劳累，以免加重气管负担导致病情的复发。

在现代医学中，治未病的理念也得到了广泛的应用。例如，健康体检的目的就是早期发现潜在的健康问题，以便及时采取措施进行干预和治疗。此外，随着医学技术的发展和人们对健康需求的提高，越来越多的医疗机构开始开展中医治未病服务，为人们的健康保驾护航。

失去的"觉"真能补回来吗

我们都知道，睡眠不佳会导致人的精神状态变差，表现为无精打采、哈欠连天，同时记忆力和注意力也会下降。在这种情况下，许多人会选择"补觉"，试图弥补缺失的睡眠。然而，缺失的睡眠真的能通过简单的"补觉"完全补回来吗？

熬夜的危害

熬夜是一种不健康的作息习惯，对身体有很大的危害，长期熬夜会扰乱人体的正常生理节律，导致免疫力下降，使身体更容易受到病毒和细菌的侵害，从而增加患病的风险。

熬夜会干扰大脑的正常休息和修复过程，导致注意力不集中、记忆力减退。长期熬夜还可能影响大脑的认知功能，增加患阿尔茨海默病等认知障碍疾病的风险。

晚上 10 点到凌晨 2 点是皮肤细胞修复和更新的高峰时段，如果这个时间段没有得到充分的休息，会影响皮肤的修复能力，导致皮肤干燥、弹性差、暗沉，出现黑眼圈和眼袋等问题。

失去的"觉"能补回来吗

很多人有个错误观念，认为失去的"觉"找时间补一下就好了，事实并不是这样。从生理学的角度来看，睡眠对于体力、精神状态的恢复和细胞的修复至关重要。当人体处于睡眠状态时，大脑会进行一系列的活动，如巩固记忆、清理代谢废物、恢复体力等。如果因为某些原因失去了睡眠时间，这些本该在睡眠中进行的生理过程就会受到影响。然而，通过后续的补觉，可以在一定程度上弥补这些生理上的不足。但需要注意的是，补觉并不能完全消除长期睡眠不足所带来的负面影响，如记忆力下降、免疫力下降等。

所以，补觉并不能完全消除长期睡眠不足所带来的负面影响。在条件允许的情况下，可以通过午睡等方式来弥补睡眠不足带来的身体不适。但最重要的是，要尽量避免长期熬夜和睡眠不足的情况发生。

2023 年，美国宾夕法尼亚州立大学发表一项研究结果，实验证明，当每晚的睡眠时间在 5 小时之内，心率和血压在内的心血管健康指标会在一周内恶化，而且试图通过补觉恢复指标是徒劳的，失去的健康并不能通过补觉来挽回。

几点睡觉算熬夜

从普遍的健康角度来看，晚上 11 点到凌晨 1 点是肝脏排毒的重要时段，如果在这个时间段还未入睡，可能会影响肝脏的正常功能。此外，长期晚睡晚起还会扰乱人体的生物钟，导致内分泌失调、免疫力下降等一系列健康问题。

因此，建议大多数人尽量在晚上 11 点前入睡，保证每晚 7 ~ 9 小时的睡眠时间。当然，这也需要根据个人的实际情况来调整，比如有些人可能习惯晚睡晚起，但只要能够保证充足的睡眠时间和良好的睡眠质量，也不一定会对健康造成太大的影响。

如何改善睡眠质量

在中医理论中，优质的睡眠被视为人体阴阳平衡、气血调和的重要体现。良好的睡眠质量对于维持人体健康、增强免疫力至关重要。

中医强调"顺应自然"，即人的活动应与自然界的昼夜节律相协调。因此，调整作息时间，保持规律的生物钟，是改善睡眠质量的基础。建议每晚在相对固定的时间入睡，早晨按时起床，即使周末也应尽量保持一致，以帮助身体形成稳定的睡眠——觉醒周期。

中医提倡"动则生阳"，适度运动可以促进气血循环、增强体质、安神定志。但需要注意的是，运动时间应选择在白天或傍晚进行，避免在睡前进行剧烈运动，以免影响睡眠。建议选择一些轻松愉快的运动方式，如散步、慢跑、太极拳等，以促进身体放松和睡眠质量的提升。

现在很多年轻人熬夜成了习惯，熬夜刷剧、熬夜打游戏、熬夜工作，这些行为在短期内看起来对身体没有很大影响，但是时间一长，其负面作用是不可小觑的。比如，生活中有很多熬夜后心肌梗死的例子，这都提示我们要保证充足的睡眠，就算偶尔熬夜后也要及时补觉，不要剧烈运动，可以进行恢复调整运动，比如游泳、慢走等。

不要陷入"少吃饭、多吃菜"的误区

随着生活水平的不断提升，人们的健康观念正悄然转变，大米白面等主食已不再是餐桌上的唯一选择，部分人群甚至对其产生了抵触情绪，认为它们富含碳水化合物，过量摄入可能对健康不利。因此，有观点倡导"少吃饭、多吃菜"的饮食习惯。然而，事实上，均衡饮食才是关键，既要控制碳水化合物的摄入量，避免过量，又要保证维生素、蛋白质、脂肪等其他营养素的合理搭配，以满足身体的全面需求。

如何理解"少吃饭、多吃菜"

"少吃饭、多吃菜"本是医生对糖尿病病人设定的饮食原则，因为米面的主要成分是碳水化合物，容易被肠道吸收转化为葡萄糖进入血液。这对糖尿病病人来说是危险的，所以他们要控制主食摄入。

这种理念本是健康的，但是却演化出几种不合理的方面。

比如，只吃菜不吃饭，这主要针对具有减肥需求的人群。尤其一些爱美女性，为了快速降低体重，以苛刻的条件要求自己，比如"断碳"。"断碳"顾名思义，就是断绝碳水化合物，只吃水果、水煮菜等。这样做，虽然短时间能减掉体重，但长期对身体危害是很大的。碳水化合物是身体所需的主要能量来源之一，长期不吃碳水化合物会导致能量摄入不足，进而影响身体的新陈代谢。主食中也含有其他营养素，如维生素、矿物质等，长期不摄入会导致这些营养素的缺乏，进而诱发营养不良。

还有一种就是油腻饮食，不吃主食。油腻饮食往往意味着高脂肪、高热量的食物摄入过多，而这类食物中通常缺乏足够的膳食纤维、维生素和矿物质等人体所需的营养素。同时，不吃主食则减少了碳水化合物这一重要能量来源的摄入，可能导致能量供应不足或营养不均衡。

了解碳水化合物的重要性

碳水化合物是生命细胞结构的主要成分和主要供能物质，对于维持人体的正常生理功能具有至关重要的作用，尤其是大脑和神经组织几乎完全依赖葡萄糖供能。当碳水化合物被摄入体内后，经过消化分解成单糖（如葡萄糖），随后进入血液循环，被身体各组织摄取利用，释放出能量供身体使用。

葡萄糖是维持大脑能量供应的唯一来源。当大脑缺乏葡萄糖时，会出现注意力不集中、记忆力减退、反应迟钝等现象。因此，摄入足够的碳水化合物对于维持脑细胞的正常功能至关重要。

什么是合理均衡的饮食习惯

合理均衡的饮食习惯是指根据个人的生长发育、生理状况、活动水平以及营养需求等因素，合理安排各类食物的摄入，以确保身体获得全面、均衡、适量的营养素，从而维持正常的生理功能和健康状态。

1. 饮食多样化

合理均衡的饮食应包括多种食物，如谷类、薯类、蔬菜、水果、畜禽肉类、鱼虾类、蛋类和奶类等。这些食物富含不同的营养素，能够满足身体对能量和各种营养素的需求。

色彩搭配合理，不同颜色的食物往往含有不同的营养素，如红色的西红柿富含番茄红素，紫色的葡萄富含花青素等。因此，在饮食中应注重食物的色彩搭配，以摄入更多种类的营养素。

2. 营养素均衡

碳水化合物是身体能量的主要来源，应占总能量的 50% ~ 60%。选择全谷物、薯类等富含膳食纤维的碳水化合物食物，以提供更持久的能量供应并促进肠道健康。

蛋白质是身体构建和修复组织的重要物质，应占总能量的 10% ~ 15%。建议选择瘦肉、鱼类、豆制品等优质蛋白质来源，以确保蛋白质的质量和数量。

脂肪是身体的重要营养素之一，但应选择健康的脂肪来源，如橄榄油、坚果等。建议脂肪摄入量占总能量的 20% ~ 30%，并限制饱和脂肪和反式脂肪的摄入。

3. 合理搭配与适量摄入

在选择食物时，应注重各类食物的搭配和组合，以确保营养素的均衡摄入。例如，可以将瘦肉与蔬菜搭配烹饪，或者将豆制品与谷物混合食用等。

不同人群对营养素的需求量不同，因此应根据个人的实际情况合理安排食物的摄入量。同时，要注意控制总能量的摄入，避免能量过剩导致肥胖等问题。

除此之外，还要多喝水。水是身体的重要组成部分，也是维持正常生理功能所必需的。建议每天饮用足够的水以保持身体的水分平衡。限制加工食品的摄入，加工食品往往含有较高的热量、盐分和糖分等不健康成分。建议减少加工食品的摄入量并选择更健康的食物来源。

乱吃药会摧毁人体的自愈潜能

"是药三分毒"，合理用药能够治病救人，而滥用药物则可能危及生命。有专家指出，当前不合理用药问题十分严峻，尤其是老年人群体，因乱吃药已导致了不少生命的悲剧。

什么是人体的自愈潜能

自愈潜能，即身体自身具备的恢复健康、修复损伤、抵御外界侵害的能力。这是生命体复杂而精密的自我调节机制之一。

皮肤是人体最大的器官，具有很强的自愈能力。当皮肤受到损伤时，如划伤、烧伤或创伤，周围的皮肤细胞会迅速进行增殖和分化，以填补损伤部位并形成新的皮肤。这种自愈能力可以持续数十年之久。

骨骼是一种可以不断进行修复和重塑的组织。当骨折或受伤时，成骨细胞会分泌骨基质以修复受损的骨骼。同时，破骨细胞也会参与其中，清除死去的或受损的骨细胞，为新骨的形成创造条件。

尽管人体器官的自愈能力不如皮肤和骨骼那样强大，但某些器官仍具有一定的自愈能力。

免疫系统是人体的防御机制之一，具有强大的自愈能力。当身体受到病原体侵袭时，免疫系统会迅速识别并清除这些外来入侵者，从而保护人体免受疾病的侵害。

乱用药物的现象

身体不舒服了怎么办？相当多的人选择自己在家找点药吃，有些人能按照说明书服药，也有些人根本不看说明书，吃药全凭感觉，还有些人为了尽快好起来，选择加量服药。尤其是老人，他们是药房常客，不仅如此，他们还热衷购买各种保健药品，并盲目相信那些销售人员。结果，因为乱吃各种药和保健品，对身体造成很大的损伤。

乱用药的危害

每种药物都有其特定的不良反应，乱用药往往导致药物剂量过大或药物组合不当，从而加剧这些不良反应。可能出现的症状包括但不限于恶心、呕吐、腹泻、头痛、皮疹等，严重者甚至可能引发过敏性休克、心搏骤停等致命反应。

大多数药物需要通过肝脏代谢和肾脏排泄。乱用药可能导致药物在体内积聚，超过肝肾的处理能力，从而对这两个重要器官造成损害。长期如此，可能导致肝肾功能不全，进而引发一系列严重的健康问题。

某些药物具有免疫抑制作用，如免疫抑制剂和长期使用的抗炎药物。乱用药会破坏免疫系统的平衡，导致身体对病原体的抵抗力下降，容易引发感染或其他免疫相关疾病。

乱用药有时虽然能够暂时性地缓解某些症状，但这种做法往往掩盖了疾病的真实状况，可能导致病情被忽视或误诊。一旦病情恶化，再行治疗时已错失最佳时机，增加了治疗难度和风险。

滥用抗生素，导致耐药性增强。乱用药使得细菌有机会接触到不同种类的药物，从而逐渐产生耐药性。一旦细菌产生耐药性，原本有效的药物将失去疗效，导致治疗困难甚至无药可治。

这些病不吃药也能好

轻微感冒：感冒有自限性，如果身体素质好，症状比较轻，没有出现高热、持续咳嗽、严重乏力等症状，通过多喝水、多休息、补充维生素 C 等措施，可能在不吃药的情况下自行痊愈。这一过程通常需要 5~7 天时间。

轻度的"三高"症状，即轻度的血糖高、血脂高与血压高，以及轻度的脂肪肝：在病症还在可以控制的情况下，通过均衡的饮食、控制糖分及盐分的摄入、适度的运动以及定期的监测，有可能在不服用相关药物的情况下，使病情得到控制并朝恢复健康的方向发展。

皮肤小伤口：如手指被划伤或摔倒造成的皮肤小型伤口，可以通过自行清洁伤口、消毒并使用透气胶布保护伤口等方式，促进伤口的愈合和修复。在血小板等自然机制的作用下，伤口通常会逐渐愈合。

当然，这些疾病的自愈能力并非绝对的，如果病情持续加重或出现其他严重症状，应及时就医并遵循医生的建议进行治疗。

唤醒体内的自愈能力

适当的运动可以增强身体的免疫力和抵抗力，促进新陈代谢和血液循环。推荐的运动方式包括有氧运动（如慢跑、游泳、骑自行车等）、瑜伽、太极等。

均衡的饮食有助于提供身体所需的各种营养物质，增强免疫系统的功能。应多食用新鲜蔬菜、水果、全谷类和健康蛋白质食物（如鱼、禽、豆类等）。

睡眠是身体修复的重要过程。应保持规律的睡眠时间，并创造良好的睡眠环境，以提高睡眠质量。

长期的压力会削弱身体的免疫功能。通过冥想、深呼吸、按摩等方式来放松身心，有助于减轻压力，提升身体的自愈能力。

腰带宽一点，健康弱一点

随着生活水平的不断提升，肥胖已经成了威胁生命健康的重要问题。据世界卫生组织统计，18 岁及以上成年人群体中，有 39% 被归类为超重，而 13% 已达到肥胖的标准。肥胖现已跃居为健康的首要"杀手"，由其引发的系列健康挑战，不得不引起社会各界的广泛关注与高度重视。

肥胖的定义、分类

肥胖是指体内脂肪堆积过多或分布异常，导致体重增加的慢性代谢性疾病。肥胖的原因复杂多样，主要包括遗传因素、饮食因素、生活习惯以及某些疾病或药物的影响。

肥胖的定义并不仅仅基于体重的超标，更重要的是体内脂肪含量的超标。医学上常用体重指数（BMI）来评估肥胖程度，具体计算方法是以体重（千克）除以身高（米）的平方，即 BMI= 体重 / 身高 / 身高（千克 / 米^2）。根据 WHO 的标准，BMI ≥ 30 为肥胖；而在亚太地区，由于种族差异，BMI ≥ 25 常被视为肥胖。

肥胖主要分为单纯性肥胖和继发性肥胖两类。单纯性肥胖主要由遗传和环境因素共同作用导致，继发性肥胖则是由其他疾病或药物引起的。

肥胖的诸多危害

肥胖的危害是多方面的，几乎影响到了身体的方方面面。

1. 代谢综合征

糖尿病：肥胖者易出现胰岛素敏感度降低，导致糖尿病的发生。由于肥胖后脂肪细胞肥大，其代谢产物会抑制肝外组织（如肌肉）对胰岛素的敏感性，从而产生胰岛素抵抗，进而可能发展为糖尿病。

高脂血症：肥胖者体内脂质代谢紊乱，容易导致血脂升高，出现高脂血症。

高尿酸血症：肥胖可以影响嘌呤代谢，导致血尿酸增高，增加痛风的发病风险。

2. 心血管系统

高血压：肥胖者容易因为体内血液循环减慢、血管壁压力升高而出现高血压。

冠心病：肥胖者血脂、胆固醇升高，沉积在血管壁上，容易导致动脉粥样硬化，进而增加冠心病的发生率。

心功能下降：肥胖会增加心脏的负担，使心脏功能在运作时下降。

3. 呼吸系统

肥胖者在睡觉时容易打呼噜，并可能出现呼吸困难、睡眠中憋气等症状，导致长期慢性缺氧，影响大脑功能。

除此之外，肥胖还会引起脂肪肝、肿瘤风险增加，还会增加手术难度和风险。

引起肥胖的原因很多，如遗传因素，一般父母肥胖，子女更容易发生肥胖；不良的饮食习惯，如暴饮暴食、喜食高热量和高脂肪食物，也是导致肥胖的重要原因；某些不好的生活习惯也是肥胖的诱因，比如不爱运动，长时间久坐或久卧不动，都会减少能量消耗，促使脂肪堆积。

容易引起肥胖的食物

高脂肪类食物	肥肉、动物内脏（如肥肠、肝脏）、奶油、黄油、全脂奶制品（如全脂牛奶、全脂奶酪）、坚果（如花生、瓜子、夏威夷果，但需注意适量食用）、油炸食品等
	高脂肪食物摄入过多会导致体内脂肪堆积，从而增加肥胖的风险
高糖类食物	巧克力、糖果、含糖饮料（如可乐、果汁饮料）、甜点（如蛋糕、曲奇饼干）、冰激凌、高糖水果（如芒果、荔枝、榴莲等，但需注意适量食用）等
	糖摄入过多会导致血糖升高，促使胰岛素分泌增加，进而促进脂肪的合成和储存
高淀粉类食物	米饭、面条、馒头、包子、年糕、土豆、红薯等
	如果摄入的淀粉过多而运动量不足，多余的葡萄糖会转化为脂肪储存起来
加工食品和高热量零食	薯片、辣条、方便面、饼干、各种酱类（如蛋黄酱、沙拉酱、芝麻酱等）、腌制类食物（如鱼罐头、火腿肠等）、蜜饯类食物（如话梅、果脯等）等
	这些食品往往热量高而营养素不足，长期食用容易导致热量过剩和肥胖
酒精和酒类饮料	啤酒、白酒、洋酒以及各种鸡尾酒等
	酒精本身含有较高的热量，且容易促进食欲，导致摄入更多高热量食物
油炸类食物	炸油条、炸油饼、炸薯条、炸鸡等
	油炸过程中食物吸收了大量的油脂，这些油脂在体内难以完全消耗，容易转化为脂肪储存起来

有助于减肥的食物

蔬菜类：黄瓜、西红柿、菠菜、芹菜、苦瓜等。

水果类：苹果、香蕉、猕猴桃、火龙果等。

豆类及其制品：豆腐、豆浆。

肉类：鸡胸肉、虾肉、鱼肉，富含高质量蛋白质，脂肪含量较低，有助于维持肌肉质量，同时减少脂肪的摄入。

主食类：燕麦、糙米、紫薯、红薯，这些粗粮和薯类食物富含膳食纤维，升糖指数低，饱腹感强，有助于减少总热量的摄入，同时促进新陈代谢。

注意，虽然这些食物有助于减肥，但并不意味着可以无限制地摄入。任何食物的摄入都要适量，以控制总热量的摄入。减肥期间应避免暴饮暴食，控制每天摄入的总热量，同时结合适当的运动锻炼，如跑步、跳绳等，以达到更好的减肥效果。

选择低热量、高纤维、高蛋白或能够促进新陈代谢的食物，并结合适当的运动锻炼，是健康减肥的关键。

多汗并不是一件好事

出汗是正常现象，无论是天气炎热还是经过大量运动，人体都会自然排汗。然而，有些人却存在异常多汗的情况，即便在轻微活动甚至睡眠时也不停出汗，这种现象常被误解为体虚的表现。但实际上，这不仅仅与体虚有关，还暗示着其他潜在的健康问题。

多汗的原因和表现

多汗可分为生理性和病理性。生理性多汗，主要与环境、情绪和饮食有关，比如在高温、闷热的环境中，人体为了调节体温，会通过出汗来散热；人在情绪激动、焦虑、恐惧时，交感神经会兴奋，导致汗腺分泌增加，出现出汗增多的情况；在吃辛辣食物、火锅、辣椒、巧克力、咖啡、茶、热汤等食物时，可能会刺激头面部皮肤过度出汗，这种情况一般属于生理性多汗，不需要治疗。

病理性多汗，可能与基因缺陷有关；内分泌失调和激素水平改变，如甲状腺功能亢进症（甲亢）、垂体功能亢进症、糖尿病，孕期和绝经期妇女容易潮热多汗；高血压和某些感染性疾病也可能引发多汗的症状。

多汗的临床表现多种多样，可以根据部位和颜色来区分。例如，手足多汗症主要局限于手掌和足底，气温增高时出汗量会增多；味觉性多汗多因饮食刺激导致头面部皮肤过度出汗；全身性多汗则表现为浑身大汗淋漓。此外，汗液的颜色也可能是无色、黄色、黑色、蓝色或绿色等，这可能与不同的疾病有关。

汗液过多容易导致皮肤出现毛囊炎、湿疹等皮肤问题，甚至继发细菌感染。

多汗症对病人的心理危害也比较大，严重时可能造成心理障碍，影响正常工作、生活和学习。例如，手掌多汗的病人可能不敢与他人握手，社交场合较为尴尬；腋下多汗合并细菌感染时可能产生难闻的气味，使病人刻意避免与人接触。

中医关于多汗的理论

中医认为，体质虚弱的人体内气血阴阳相对偏弱，无法固摄津液，导致出汗增多。这可能与久病、劳累、饮食不节等因素有关。血不足会导致脏腑功能失调，汗腺失去正常的固摄作用而出现多汗的现象；阴液亏损，不能制约阳热，导致虚火上炎。此时由于体内阴精亏虚，无力收敛固涩，故而表现为多汗。

中医治疗多汗的原则

饮食调理：多吃一些清热解毒的食物，如苦瓜、黄瓜、西红柿等，可以帮助清除体内的湿气，减少汗液分泌。同时，避免食用辛辣、油腻等刺激性食物。

针灸疗法：通过调节人体内部的气血运行，改善体内的阴阳平衡，从而达到治疗多汗症的目的。常用的针灸穴位包括合谷、复溜、足三里等。

推拿按摩：可以促进人体内部的气血运行，改善体内的阴阳平衡，从而缓解多汗症状。

1.常用按摩穴位

合谷穴：位于手背，第1、2掌骨间，当第二掌骨桡侧的中点处。按摩此穴可调和气血，清热止汗。

足三里穴：位于小腿外侧，犊鼻下3寸，胫骨前脊外一横指处。按摩此穴可健脾和胃，益气养血，有助于缓解因气虚或血虚引起的多汗。

三阴交穴：位于小腿内侧，内踝尖上3寸，胫骨内侧缘后际。按摩此穴可调和肝脾肾三经，有助于改善阴虚火旺引起的多汗。

阴谷穴：位于腘窝内侧，半腱肌肌腱与半膜肌肌腱之间。按摩此穴能够缓和冲击肉体性、精神性的变化，有助于止汗。

肾俞穴：位于第二腰椎棘突旁开 1.5 寸处。按摩此穴对因泌尿系统等不正常所引起的多汗具有治疗效果。

2. 推拿手法

推法：用指、掌或肘部着力于病人体表一定部位或穴位上，做单方向的直线或弧线移动。

拿法：用拇指和食、中两指相对用力（或用拇指和其余四指相对用力），提拿一定部位或穴位，进行一紧一松的拿捏。

按法：用指或掌按压人体的一定部位或穴位，逐渐用力下压。

日常防止多汗

保持室内通风和适宜的温度，避免食用过多辛辣食物和刺激性食物，定期体检，及时发现并治疗基础性疾病。保持良好的生活习惯和作息规律，避免过度劳累和情绪波动，有助于减少多汗症的发生。同时，注意穿着透气性好的衣物，保持适宜的室温和湿度也有助于减少出汗。多汗是一个复杂的现象，可能由多种因素引起。对于多汗的治疗和预防，应根据具体情况采取相应的措施。

肤色会提醒你的疾病隐患

细心观察不难发现，当身体遭遇疾病侵扰时，肤色往往会发生微妙而显著的变化。正常情况下，健康的肤色应当是细腻、红润且富有光泽的。而一旦生病，肤色便可能失去这份光彩，变得灰暗且缺乏光泽，甚至呈现出不同的颜色变化。这些变化正是身体向我们发出的预警信号，提醒我们注意健康状况的变化。

中医关于肤色的理论

中医认为，肤色是人体内在脏腑功能强弱、气血盛衰、邪气侵袭等状况的外在反映。通过观察肤色的变化，可以判断人体的健康状况和潜在的疾病。

肤色与脏腑的关系

心与赤色：中医认为，赤色（红色）与心脏密切相关。健康的红色应该像白布裹着朱砂一样，红而润泽。若面色过于赤红，可能表示体内有热证或虚阳浮越，如心火亢盛、肺热等。

肝与青色：青色在中医中对应肝脏。健康的青色应该是明润的，类似翠鸟羽毛的颜色。面色发青可能表示寒证、气滞、血瘀、疼痛或惊风等，多与肝脏功能失调有关。

脾与黄色：黄色是脾脏的本色。健康的黄色应该是黄而明润，如蟹腹之色。若面色发黄且缺乏光泽，可能表示脾虚、湿重或气血不足，常见于消化系统问题或湿邪过重的情况。

肺与白色：白色对应肺脏。健康的白色应该像鹅毛一样充满光泽。面色苍白可能表示虚证、寒证、脱血或夺气等，与肺的功能不足或气血运行不畅有关。

肾与黑色：黑色在中医中与肾脏相对应。健康的黑色应该是油亮有光泽的，如乌羽之色。面色发黑可能表示肾虚、寒证、水饮或血瘀等，与肾脏功能失调或水液代谢障碍有关。

肤色和疾病的关系

1. 皮肤发黄

面目、皮肤、爪甲俱黄者，为黄疸。

黄色鲜明如橘皮色者，属阳黄，因湿热蕴蒸所致。

黄色晦暗如烟熏色者，属阴黄，因寒湿阻所致。

可能疾病：湿热或寒湿引起的黄疸，多与肝胆疾病相关；脾胃功能失调，导致湿邪内蕴，影响气血运行。

皮肤暗黄、发灰多反映脾胃问题，尤其是处于高强度工作压力下的人，如果每天感觉特别劳累，睡眠不好，情绪又很差，时常想发脾气，加上每天饮食没有规律，吃快餐导致营养失衡，肌肤就得不到营养，肤色就会暗沉。

2. 皮肤发红

皮肤突然鲜红成片，色如涂丹，边缘清楚，灼热肿胀者，为丹毒。

发生于不同部位有不同名称，如发于头面者名抱头火丹，发于小腿足部者名流火，发于全身、游走不定者名赤游丹。

可能疾病：丹毒，多由风热湿热化火或外伤染毒所致，发热性疾病，如肺炎、肺结核等，导致皮肤毛细血管扩张、充血。

3. 皮肤发黑

皮肤黄中显黑，黑而晦暗，称为黑疸，全身皮肤发黑者，亦可见于肾阳虚衰病人。

可能疾病：黑疸，多见于黄疸病后期，由劳损伤肾所致，肾阳虚衰，导致水液代谢障碍，黑色素沉积。

4. 皮肤苍白

皮肤黏膜变得苍白，缺乏血色。

可能疾病：贫血，由血液中血红蛋白含量减少所致；营养不良或缺乏蛋白质，导致皮肤色泽不佳；肾病或其他慢性疾病，导致气血运行不畅。

5. 皮肤发青

皮肤呈现青色或青紫色。

可能疾病：寒证、气滞、血瘀等引起血液循环障碍，心脏病、肺部疾病等导致血液含氧量降低。

中医养生可改善肤色

饮食调养：根据不同脏腑的功能失调情况，选择合适的食材进行调养。如心脏问题可多食用红色、苦味的食物；肝脏问题可多食用青色、酸味的食物；脾脏问题可多食用黄色、甘味的食物；肺脏问题可多食用白色、辛味的食物；肾脏问题可多食用黑色、咸味的食物。

运动锻炼：适当的运动可以促进气血循环和新陈代谢，有助于改善肤色。建议选择适合自己的运动方式，如快走、游泳、瑜伽等。

情绪调节：保持愉悦的心情和乐观的心态有助于调节脏腑功能和气血运行，从而改善肤色。建议通过冥想、听音乐、阅读等方式来放松心情。

睡眠充足：保证充足的睡眠时间有助于身体机能的恢复和调节。建议养成良好的睡眠习惯，避免熬夜和过度劳累。

中药调理：对于严重的肤色问题或慢性疾病引起的肤色变化，可以在中医师的指导下使用中药进行调理和治疗。中药可以通过调节脏腑功能和气血运行从根本上改善肤色问题。

肤色变化是身体健康状况的一个重要指标。当肤色出现与平时不同的变化时，应及时关注并考虑是否存在潜在的健康问题。如有疑虑，应及时就医，以便进行专业的诊断和治疗。同时，保持健康的生活方式和良好的生活习惯也是预防疾病的重要措施。

指甲是人体疾病的报警器

指甲作为身体的一个微小却重要的部分，其状态能够折射出个人的整体健康状况。医生在诊疗过程中，常常将观察指甲状态作为辅助诊断的一种手段。不同的病症往往会在指甲的颜色、形状等方面产生特定的变化。

指甲变黄变厚

最常见原因是指甲真菌感染（如灰指甲），这种感染通常是由皮肤癣菌等致病真菌引起的，它们会破坏指甲的正常结构，导致颜色改变、增厚、变形等症状。真菌感染可以通过接触感染、公共场所感染等途径传播。

某些全身性疾病也可能导致指甲变黄变厚。例如，肝胆疾病（如胆汁淤积）会导致体内胆红素升高，引起全身皮肤黄染，包括指甲变黄。此外，糖尿病、甲状腺问题等也可能影响指甲的生长和健康。

某些药物或食物也可能导致指甲变黄。例如，过量摄入柑橘、胡萝卜、南瓜等食物可能引发高胡萝卜素血症，引起皮肤及指甲黄染。

白色指甲

贫血可造成指甲发白，贫血病人由于体内红细胞或血红蛋白含量减少，导致血液携氧能力下降，指甲床供血不足，从而呈现白色，可能伴有乏力、头晕、注意力不集中等症状。针对贫血进行治疗，如补充铁剂、维生素 B_{12} 等营养素，或根据贫血类型采取相应治疗措施。

肝病也可以引起白色指甲，肝脏是身体的重要代谢器官，肝功能受损时可能影响到营养物质的吸收和代谢，导致指甲发白。可能伴有黄疸、腹水、肝区疼痛等症状。

慢性肾功能不全可能导致高氮质血症，影响指甲的正常代谢和颜色，毛玻璃样白色指甲，远端部分是红褐色，可能是慢性肾功能不全的表现。

青紫指甲

常见于人体组织缺氧、局部血液循环障碍等情况，如心肺疾病、心力衰竭、肺气肿等。需要注意的是，外伤所致的甲下瘀血也可能引起类似青紫的变化，需加以区分。

黑色指甲

甲下出血，当指甲受到外力挤压、砸伤或碰撞时，可能导致甲床或甲下出血。血液凝固后形成血块，随着时间推移，血块颜色会逐渐变深，呈现为黑色或深褐色。

黑色素瘤，虽然较为罕见，但也可能导致指甲变黑。这是一种恶性肿瘤，需要高度重视并及时就医治疗。

甲母痣是长在指甲上的痣，表现为指甲上的黑色竖线或斑块。虽然甲母痣大多为良性，但如果发现其颜色加深、范围扩大或伴有疼痛等症状时，应及时就医检查以排除恶性黑色素瘤的可能性。

指甲形态的变化

杵状指：表现为手指甲末端的血管缺氧，导致指甲增厚、增粗，以及指甲表面出现凹陷。常见于肺癌、先天性心脏病、慢性肺气肿等疾病。

指甲凹陷：可能是银屑病的早期症状之一，也可能与缺乏某类维生素或矿物质有关。

指甲剥脱：可能与外伤、感染或某些皮肤病（如湿疹、银屑病）有关。

其他指甲异常：指甲脆弱易断可能与缺乏维生素 A、钙等有关；指甲生长缓慢，可能与营养不良、慢性疾病或某些药物不良反应有关。

指甲没有月牙健康与否

指甲没有月牙并不一定表示不健康。月牙，也被称为半月痕或甲半月，是指甲根部白色半月形的区域。其大小和存在与否可以反映指甲母质（甲基）的营养状况，但并不能直接等同于健康状态。

有些人天生就没有月牙或月牙不明显，这与遗传有关。营养不良、缺乏 B 族维生素和维生素 C 等营养物质可能导致指甲营养不良，从而影响月牙的形成。一些疾病如甲状腺问题、贫血、血液循环不良等也可能影响月牙的大小和存在。但这些疾病通常还会伴随其他明显的症状，如乏力、头晕、面色苍白等。

指甲上出现的白斑是什么

指甲上的白斑可能是多种原因引起的。指甲在受到轻微外伤后，如挤压、碰撞等，可能导致局部甲床受损，从而在指甲上形成白斑。这种白斑一般无需特殊处理，随着指甲的生长会逐渐消失。

缺乏维生素 B_{12}、叶酸、铁、锌等元素可能导致指甲营养不良，出现白斑。这些营养素的不足会影响指甲的正常生长和代谢。

甲癣是由真菌感染引起的指甲疾病，可能导致指甲出现白斑、变形、增厚等症状。这种情况要在医生的指导下使用抗真菌药物进行治疗。

寄生虫的分泌物和排泄物经肠道吸收进入血液循环后，可能影响指甲的正常生长，也会导致指甲出现白斑。某些慢性疾病如肝病、肾病等也可能导致指甲出现白斑。这些疾病会影响身体的代谢和营养吸收功能，从而影响指甲的健康。

指甲是身体健康的晴雨表，平时多观察指甲可以帮助我们了解身体的健康情况，定期修剪指甲并保持其清洁干燥有助于减少细菌和真菌的滋生。

女性朋友尽量减少美甲次数，降低外来因素对指甲的损害，同时注意均衡饮食以摄取足够的营养素，特别是维生素和矿物质有助于维持指甲的健康。

眼皮跳也是疾病的先兆

常言说："左眼跳财，右眼跳灾。"很多人在眼皮跳的时候都会想起这句话。事实上，眼皮跳并不能预测凶吉，但却能作为检测身体健康的信号。

眼皮跳是怎么回事

生理性因素，如长时间用眼，包括长时间面对电脑、手机等电子产品，或者睡眠不足，都可能导致眼睛周围肌肉疲劳，进而引发眼皮跳动。精神紧张、焦虑、压力过大等情绪状态也可能导致眼皮跳动。这种跳动一般会在情绪平复后自然消失。

生理性眼皮跳主要表现为一次性发作，而且时间短，通常在几秒到几分钟之间，跳动没有规律，随时发生。这种情况只需要注意休息，缓解眼部疲劳即可。

病理性眼皮跳，也称为眼睑痉挛，是一种可能由多种疾病或因素引起的眼部症状。

眼皮跳预示的疾病

眼部疾病：结膜炎、角膜炎，这些眼部炎症会刺激眼部神经和肌肉，导致眼皮不自主跳动。炎症通常由细菌、病毒或其他微生物感染引起，伴随眼部红肿、疼痛、流泪等症状。

干眼症：泪液分泌不足或蒸发过快导致的干眼症，会使眼睛干涩不适，进而刺激眼皮跳动。屈光不正，如近视、远视、散光等，可能导致眼睛长时间处于调节状态，引发眼部疲劳和眼皮跳动。

神经系统疾病引发的眼皮跳：是一种不自主、阵发性的眼睑痉挛或眼睑震颤。主要症状为，眼皮跳动是病人无法控制的，不是通过主观意愿可以停止的；跳动可能是间歇性的，即不是持续不断的，而是在一段时间内反复发作；随着病情的发展，眼皮跳动的频率和强度可能会逐渐增加，甚至影响面部其他肌肉的运动；除了眼皮跳动外，还可能伴随口角㖞斜、半边面部抽搐、不自主眨眼次数增加、视力模糊等症状。这些症状表明神经系统疾病可能已经影响了面部神经的多个分支。其发生的原因，可是与面肌痉挛有关，它属于周围神经疾病，起病时可表现为眼轮匝肌的轻微抽动，然后逐渐向口角和整个面肌扩展。面肌痉挛的发病机制可能与面神经的异位兴奋或伪突触传导有关。

颅内疾病：如颅内肿瘤、颅内血管性疾病等，这些疾病可能压迫或刺激面部神经，导致眼皮跳动。同时，这些疾病还可能伴随其他神经系统症状，如头痛、呕吐、视力障碍等。

面神经麻痹：面神经麻痹也可能导致眼皮跳动。面神经麻痹通常是由于面神经受损引起的，它可能导致面部肌肉瘫痪和眼皮跳动等症状。

所以，如果眼皮跳动持续时间较长（如超过一周），且伴有上述任何伴随症状，建议及时就医检查以明确病因。

缓解眼皮跳的日常方法

注意休息：保持充足的睡眠和规律的作息习惯，避免长时间用眼和熬夜。

改善用眼习惯：避免长时间盯着电子屏幕看，每隔一段时间就远眺或闭眼休息一会儿。

热敷和按摩：用温热的毛巾敷在眼睛上，可以促进眼部血液循环和放松眼部肌肉；同时，也可以尝试用手指轻轻按摩眼部周围的穴位，缓解眼部疲劳。

中医缓解眼皮跳

1.穴位按摩

攒竹穴：位于面部，眉毛内侧端凹陷部位，归属足太阳膀胱经。刺激该穴位具有清热明目、疏风通络的作用，有助于缓解胞轮振跳。

睛明穴：位于两眼内侧，内眼角偏上方的凹陷处，左右各一个，归属足太阳膀胱经。刺激该穴位具有疏风清热、通络明目的作用，有助于改善眼皮跳的症状。

鱼腰穴：位于人体额部，瞳孔的直上方和眉毛的正中处，归属于经外奇穴，也能够起到疏风清热、明目通络的作用。

阳白穴：位于瞳孔的直上方，距离眉毛上缘大约 1 寸处，归属足少阳胆经。刺激该穴位具有祛风活血通络的作用，有助于缓解胞轮振跳。

在按摩时，应注意力度适中，避免过于用力而损伤皮肤或眼部肌肉。同时，可以结合热敷等方法，促进血液循环和肌肉放松，提高治疗效果。

2.针灸治疗

针灸疗法也是中医缓解眼皮跳的一种有效方法。根据不同的证型，可以选择不同的穴位进行针灸治疗。例如：对于血虚生风证，可选用攒竹、四白、三阴交、血海、丝竹空、风府等穴位进行针灸。对于心脾两虚证，针灸时需要选择的穴位主要包括攒竹、头维、血海、丝竹空、足三里等。

第八章 长寿人生
的小秘诀

在追求幸福与满足的人生旅途中，长寿无疑是许多人向往的目标。它不仅代表着岁月的悠长积淀，更是身心健康与蓬勃活力的展现。然而，值得注意的是，长寿并非轻易可得，而是良好生活习惯与积极乐观态度的共同结晶。

百病生于气，调气亦可防百病

情绪与身体健康之间确实存在着密切的关系，这一点非常重要。据目前研究，已发现多达 200 余种疾病与情绪状态紧密相关。中医理论中亦常提及，养生之道首重调理气机，因为气机和谐顺畅是延年益寿的关键所在。

什么是百病生于气

《黄帝内经》云："百病生于气也，怒则气上，喜则气缓，悲则气消，恐则气下""惊则气乱""思则气结"，明确指出情志对身体的重要影响。百病生于气，指许多疾病的发生、发展与人体气机的紊乱密切相关。这里的"气"在中医学中是一个广泛而复杂的概念，包括正气、邪气、脏腑之气、经络之气等。它是人体生命活动的动力和基础。

怒则气上

生气时气机上逆，肝气上逆，可能导致头晕、头痛、耳鸣，甚至诱发急性脑血管疾病。在中医学中，肝主疏泄，具有调畅气机、调节情志的功能。愤怒作为一种强烈的情绪刺激，会直接影响肝的疏泄功能，使肝气升发太过，冲破正常的运行轨道，逆而上行。这种气机逆乱的状态，不仅会影响肝脏本身的健康，还会进一步影响到其他脏腑的正常功能。具体病症表现如下：

头目症状：肝气上逆，可能导致气血上涌于头部，出现头晕、头痛、面红目赤等症状。严重时，还可能引发高血压、脑血管意外等严重后果。

胸胁症状：肝气郁结于胸胁，可能导致胸胁胀痛、胸闷不适等症状。这是因为肝经循行于胸胁部位，肝气不舒则会导致该部位的气血运行不畅。

消化系统症状：肝气横逆犯胃，可能导致胃失和降，出现食欲不振、嗳气、泛酸、呕吐等症状。这是因为胃与肝在生理上紧密联系，肝气不舒会影响胃的正常功能。

情志症状：愤怒情绪本身就会导致情志失调，而肝气上逆则会进一步加剧这种失调状态。病人可能表现为易怒、焦虑、烦躁不安等情志异常。

喜则气缓

中医认为，心主血脉，为人体生命活动的中心；同时，心又主神明，为情志思维活动的中枢。喜悦作为七情之一，是心情愉快的表现。适度的喜悦能够调和气血，使人心神安宁；但过度的喜悦则会扰乱心神，导致气机失常。

当喜悦情绪过度时，心气会因过度兴奋而涣散不收，导致气机弛缓。这种病理状态可能表现为心悸、失眠、健忘、注意力不集中等症状，严重时甚至可能引发精神失常、狂躁等神志方面的疾病。

悲则气消

过度悲伤会使肺气耗伤，从而影响人体的正常生理功能。过度悲伤会直接影响肺的功能，导致肺气耗伤。肺气是维持人体呼吸和气机运行的重要物质，一旦耗伤，就会出现呼吸短促、胸闷、气短等症状。此外，肺气耗伤还可能进一步影响其他脏腑如心脾等的功能，导致神呆痴癫、脘腹痞块疼痛、食少而呕等。

恐则气下

当人体处于过度恐惧的状态时，会导致气机下陷，进而影响人体的正常生理功能。恐惧情绪会使人体气机向下运行，导致气机下陷。这种气机运行的异常会直接影响脏腑的功能，特别是肾脏和脾胃的功能。过度恐惧会伤肾，导致肾气失固，气陷于下。临床上可能表现为面色苍白、头昏甚至昏厥，以及二便失禁、遗精滑精等症状。孕妇还可能因此出现流产的情况。恐惧情绪同样可能影响脾胃的运化功能，导致消化不良、食欲减退等症状。

惊则气乱

中医认为，心主血、藏神，是人体生命活动的中心。突然受惊会使心气紊乱，气血失调，从而影响心神和脏腑的正常功能。同时，肾主恐，惊恐过度也会损伤肾气，导致肾气失固。

表现为，受惊后，人的心神会受到影响，表现为心无所依，神无所归，虑无所定，心神不宁，出现心悸、心慌、失眠、多梦、易醒等症状。严重时，甚至可能出现精神错乱、神志恍惚等异常表现。

长期的惊恐情绪还可能损伤脏腑功能，特别是心脏和肾脏。心脏受损可能导致心悸、怔忡等症状；肾脏受损则可能出现肾气不固、二便失禁等症状。

思则气结

过度思虑会使气机郁结，导致胸脘满闷、健忘、抑郁、焦虑等。

过度思虑会导致脾气瘀滞不通，进而影响脾胃的运化功能。临床上常表现为食欲减退（纳呆）、腹胀、腹泻（便溏）等症状。长期下去，还可能影响气血的生成，导致气血亏虚，出现气短无力、声低懒言、面色萎黄等症状。

随着病情的加重，病人还可能出现消瘦、倦怠、头晕目眩等全身症状。这是气血亏虚进一步影响全身脏腑的功能所致。

中医如何调节情志

做好情绪管理，认识到情绪对健康的重要性，学会控制和管理自己的情绪，避免情绪的过度波动和失控。可以通过冥想、瑜伽、深呼吸等放松，帮助自己平衡情绪，缓解紧张和焦虑。

中医认为适度的体育活动可以促进气血的流通，有助于缓解情绪不良。散步、太极拳、气功等运动形式被认为有助于平衡情感。也可以参加户外运动，如登山、徒步等，有助于放松心情，感受自然的美好，从而调整情绪。

养心之道，健心之术

孟子曰："养心莫善于寡欲。其为人也寡欲，虽有不存焉者，寡矣；其为人也多欲，虽有存焉者，寡矣。"这些观点不仅在当时社会具有指导意义，对于现代人来说也依然具有重要的参考价值。

什么是养心之道

养生之道，首在养心，正如《孟子·尽心下》所言："养心莫善于寡欲。"此言精炼地指出了养心之要在于减少过多的欲望，强调了寡欲在养心过程中的重要性。

孟子深谙"养心莫善于寡欲"之道，他洞察到过度的欲望易使人神志颠倒、生活失衡，而清心寡欲之人则能少犯过失，对身心健康大有裨益。孟子本人一生秉持着简约随性的生活哲学，不为世俗浮华所惑，这种淡泊名利、清心寡欲的生活态度，正是他养生之道中不可或缺的一环。

在人与自然的关系上，孟子秉持着顺天知命而又尽己所能的哲学观点。他虽承认命运的存在，但并不主张完全听天由命，而是强调我们应当充分发挥人的主观能动性，积极应对，有效预防和规避潜在的不利因素。此外，孟子还极力倡导勇于担当、敢于作为的精神，鼓励人们不应自暴自弃，而应积极面对生活的挑战。

孟子一生乐观豁达，即使未得各国诸侯重用也未改变其人生态度。他坚持"穷则独善其身，达则兼济天下"的信念，这种豁达乐观的精神为他的高寿打下了坚实的心性基础。此外，孟子还喜欢狩猎等运动方式，但强调在狩猎时也要保护野生动物资源，这种维持生态平衡的思想也值得现代人推崇。

中医养心的几个常见措施

1. 注重情绪管理

保持情绪的稳定是养心的基础。要避免大喜大悲、大怒大恐等极端情绪，因为这些情绪会导致气血紊乱，对心脏产生不良影响。学会制怒、节哀、忌忧、防惊，保持积极的心理状态。同时，还要注重心理调节，可以通过冥想、瑜伽、深呼吸等方式来放松身心，缓解压力和焦虑，培养乐观向上的心态，对待生活保持积极的态度。

2. 注重精神调养

培养一个兴趣爱好是养心的重要环节，培养广泛的兴趣爱好可以丰富生活内容，陶冶情操，有助于保持心情愉悦和情绪稳定。可以选择阅读、写作、绘画、音乐等艺术活动，或者参加一些社交活动来结交新朋友。

不断学习新知识可以保持大脑的活跃和兴趣的广泛。可以通过阅读书籍、参加课程或在线学习等方式来扩展自己的知识面和视野。同时要有好奇心，好奇心可以激发对生活的热爱和追求。对周围的事物保持好奇和关注，不断探索和学习新的知识和技能。

3. 健康的生活方式

饮食对养心至关重要。要保持均衡的饮食，避免暴饮暴食和偏食。多摄入富含纤维素、维生素和矿物质的食物，如蔬菜、水果、全谷类等。同时，减少高脂肪、高盐和高糖食物的摄入，以减轻心脏负担。

适量的运动可以增强心脏功能，促进血液循环。可以选择散步、慢跑、游泳、太极拳等有氧运动，每周进行 3 ~ 5 次，每次持续 30 分钟以上。但运动时要注意适度，避免过度劳累。

保证充足的睡眠对养心非常重要。成年人每天应保证7～9小时的睡眠时间，老年人可适当减少。睡眠时要保持环境安静、舒适，避免噪声和光线的干扰。

中医强调顺应自然规律来养生。要根据季节变化来调整作息时间和生活习惯，如春季要早睡早起以养肝；夏季要晚睡早起以养心；秋季要早睡早起以养肺；冬季要早睡晚起以养肾。

强肺健心操

站立准备：双脚分开，与肩同宽，双膝微屈，脚尖稍指向外侧，以保持身体平衡。双手自然下垂于身体两侧，掌心向内，目视前方，保持呼吸自然平稳。

上抬屈肘：吸气时，双手缓慢从身体两侧抬起至胸前，与肩同高，掌心向下。同时，双肘微屈，感受手臂肌肉的轻微紧张。

向后伸展：呼气时，双手继续向后上方伸展，直至手臂与背部形成一条直线，指尖尽量指向天花板。同时，身体微微后仰，感受胸部和背部的拉伸感。

头后仰停留5秒：在双手向后伸展的同时，头部缓慢向后仰，尽量使眼睛看向天花板。保持这个姿势停留5秒钟，感受颈部和背部的进一步拉伸。

放松复原：复原动作要缓慢而平稳，避免突然放松导致身体失衡。同时，注意调整呼吸节奏，使身体逐渐恢复到平静状态。

建议次数：根据个人体力和时间安排，建议每次练习强肺健心操3～5组，每组动作之间休息10～15秒。

注意事项：在练习过程中，要保持心态平和，不要急于求成。如果感到身体不适或疲劳，应立即停止练习并休息。此外，定期练习强肺健心操可以显著提高心肺功能和身体素质，建议将其作为日常锻炼的一部分。

饮食调养，合理膳食

随着生活水平的提高，人们对饮食的需求也发生了变化，从最初的吃得饱，到现在的吃得好。合理膳食是现代人类生活质量的一个重要标志，但是怎样吃才健康呢？

合理膳食的重要性

合理膳食，又称为平衡膳食，是指能满足合理营养要求的膳食。它强调从食物中摄入的能量和营养素能在一个动态过程中为机体提供一个合适的量，避免出现某些营养素的缺乏或过多，从而保持机体对营养素需要和利用的平衡。

合理膳食对人体健康有着至关重要的作用。通过合理膳食，人体可以获得各类必需的营养素，如碳水化合物、脂肪、蛋白质、维生素、矿物质和纤维素等，这些营养素在维持人体正常生理功能、促进生长发育、预防疾病等方面都发挥着重要作用。同时，合理膳食还能够改善人体的健康状况，增强免疫力，提高生活质量。

合理膳食的搭配原则

均衡性：膳食中各种营养素的摄入要适当，保持平衡。蛋白质、脂肪、碳水化合物、维生素与矿物质等营养素的摄入应满足生理活动的需要，避免营养过剩或营养不足引发的健康问题。

多样性：食物选择上应避免长期偏食，多吃不同种类、颜色和口味的饮食。不同食物所含营养成分各有所长，可以相互补充，从而保证营养的全面性和均衡性。

适度性：每个人的营养需求因年龄、性别、体质、生活方式等因素而异，因此每日所需量也会有所不同。应适度摄取各种食物，避免过度摄入可能引起身体负担。

规律性和有序性：避免节食、暴饮暴食。同时应控制食物的摄入量，定时定量，防止摄入过多增加身体负担。

一日三餐的食物配比

谷类为主：谷类是膳食中能量的主要来源，建议每天摄入250～400克谷类，其中全谷类食物应占一半以上。

多吃蔬菜水果：蔬菜和水果是膳食中维生素、矿物质和膳食纤维的主要来源。建议每天摄入300～500克蔬菜和200～350克水果，其中深色蔬菜应占一半以上。

适量摄入鱼禽蛋奶类：这些食物是蛋白质、脂肪、维生素和矿物质的重要来源。建议每天摄入120～200克鱼肉蛋禽类，其中鱼类和禽类应占一半以上；每天摄入300克奶类或相当量的奶制品。

控制油脂和盐的摄入：油脂类是膳食中脂肪的主要来源，建议每天摄入25～30克油脂，其中植物油应占一半以上。同时应控制盐的摄入量，减少高血压等慢性疾病的风险。

在选择食物时，应注意食品的安全和卫生状况，避免食用过期、变质或受污染的食品。

常见的错误饮食习惯

吃得过多会使胃功能衰弱，常常伴有头痛、不消化和腹痛等症状。放纵饮食会降低消化器官的功能，减少消化吸收能力。吃得太复杂，一餐摄入过多种类的食物会导致消化不良。建议每餐食物品类不宜过多，有三或四道菜已足够。

有些人喜欢两餐之间吃零食，这也是不好的习惯，频繁的零食摄入会扰乱正餐的食欲，并可能导致过量摄入热量。

还有些人偏食，导致营养不均衡和缺乏某些营养素。饮食过咸，易患高血压，对心肝肾有害。偏好精米白面，会导致膳食纤维和维生素的缺失，建议搭配粗杂粮食用。偏爱肉类食物，过量摄入肉类会导致血液偏酸，影响酸碱平衡。

中国居民平衡膳食宝塔

第一层：谷薯类

食物种类：包括米饭、面包、面条、玉米、小米、燕麦、荞麦等谷类食物，以及土豆、红薯等薯类食物。

推荐摄入量：建议成年人每人每天摄入谷类 200 ～ 300 克，1 ～ 2 个拳头大小；薯类 50 ～ 100 克。其中，全谷物和杂豆类应占 1/3 ～ 1/2，以增加膳食纤维、B 族维生素和矿物质的摄入。

第二层：蔬菜水果类

食物种类：包括各种新鲜蔬菜和水果。

推荐摄入量：每天应吃 400 ～ 500 克蔬菜和 100 ～ 200 克水果。蔬菜和水果的种类应多样化，以确保获取全面的营养素。

第三层：鱼禽肉蛋类

食物种类：包括鱼、禽、肉、蛋等动物性食物。

推荐摄入量：每天建议摄入 125 ～ 200 克，其中鱼虾类 50 克，畜禽肉 50 ～ 100 克，蛋类 25 ～ 50 克。

第四层：奶类、大豆和坚果类

食物种类：包括奶制品、豆制品、坚果类食物。

推荐摄入量：每天应吃奶类及奶制品 100 克，豆类及豆制品 50 克，坚果类适量（一小把即可）。

第五层：烹调油和盐

食物种类：包括植物油、动物脂肪和食盐。

推荐摄入量：每天烹调油不超过 25 克，食盐不超过 5 克。过多摄入烹调油和盐会增加慢性病的风险。

膳食宝塔还强调了身体活动和饮水的重要性。身体活动有助于消耗能量、维持健康体重和预防慢性病；而充足的水分摄入则有助于维持身体的正常生理功能。

动静结合，适量运动

生命在于运动，适量运动不仅能强身健体，还有助于疾病痊愈，同时，适量运动还有调节心理平衡、消除压力和改善睡眠等作用。

如何定义适量运动

适量运动，顾名思义，是指根据自身身体状况和运动目的，进行既不过量也不过少的体育活动。这种运动方式既能达到锻炼身体的效果，又不会对身体造成过大的负担。适量运动对提升生活质量、延长寿命具有积极的影响。

适量运动的频率因人而异，对一般人来说，建议每周至少进行 150 分钟的中等强度有氧运动，或 75 分钟的高强度有氧运动，也可以将这两种强度的运动结合进行。此外，每周还应进行至少两天的全身肌肉力量训练。运动强度应控制在能够持续进行，又能保持正常交谈的水平，以确保不会因过度训练而导致疲劳或受伤。

老年人可以使用"适当运动量"法，即以锻炼刚停下来时 1 分钟脉搏数为基准，最高脉搏数 =170 - 年龄，剧烈的运动不宜超过此限，理想脉搏数下限 = 最高脉搏数 ×60%。

适量运动的好处

适量运动可以增强心肺功能，提高身体耐力。有氧运动如跑步、游泳等能够显著提高心肺效率，增强心脏的泵血能力和肺部的气体交换能力，使身体能够更有效地获取氧气并排出二氧化碳，促进血液循环，改善身体各部位的营养供应。

力量训练可以增强肌肉力量和耐力，改善身体姿势和平衡能力，并降低受伤的风险。这对于老年人来说尤为重要，可以帮助他们保持独立性和生活质量。

运动有助于释放压力、缓解焦虑和抑郁情绪，提升幸福感。它还能促进大脑释放内啡肽等神经递质，这些物质有助于提升情绪状态，还能预防多种慢性疾病，如心血管疾病、糖尿病、骨质疏松等。

负重运动如跑步、举重等可以刺激骨骼生长，增加骨密度，降低骨质疏松和骨折的风险。这对于女性和老年人尤为重要，因为他们更容易受到骨质疏松的威胁。

动静结合的意义

"动"指的是身体活动，包括各种形式的体育锻炼和日常活动。适量的身体活动能够增强心肺功能、提高肌肉力量、促进新陈代谢、增强免疫力，并对心理健康产生积极影响。

"静"则指的是休息和放松，包括充足的睡眠、冥想、深呼吸、轻柔的拉伸等。适当的休息和放松有助于身体恢复、缓解疲劳、提高注意力和专注力，同时也是维持心理健康的关键。

动静结合就是将"动"与"静"有机地结合起来，既不过度运动导致身体疲劳和受伤，也不过度休息导致身体机能下降和心理压力增加。通过合理的安排和平衡，身体保持在一个良好的状态，既能够应对日常的工作和生活压力，又能够享受运动带来的乐趣和益处。

1. 静养心法

静养心法修炼是养生动静结合的基础。它强调通过内心的平静与专注来调和身心，减少外界纷扰对心理的影响。具体方法包括静坐冥想、诵经念佛、听禅音等。通过定期进行静养心法修炼，可以培养定力、提升自我觉察能力，从而达到心灵的净化与升华。

2. 冥想与呼吸调节

冥想是静养心法的重要手段之一，而呼吸调节则是冥想的基石。通过冥想，我们可以将注意力集中在呼吸上，感受气息的流动与身体的变化。正确的呼吸方式能够促进血液循环、增强免疫力，同时也有助于缓解压力、平复情绪。在冥想时，采用腹式呼吸法，即吸气时腹部隆起，呼气时腹部下沉，有助于更好地调节呼吸节奏，实现身心的放松与和谐。

3. 慢跑与快走结合

慢跑与快走是两种简单易行的有氧运动方式。它们能够增强心肺功能、促进血液循环、消耗体内多余的脂肪与热量。在养生过程中，可以将慢跑与快走结合起来进行锻炼。例如，在清晨或傍晚时分选择一段风景优美、空气清新的路段进行慢跑与快走交替训练。这样不仅可以提高锻炼效果，还能够让人在运动中享受到大自然的美好与宁静。

4. 劳逸结合

在养生的过程中，劳逸结合是一个至关重要的原则。过度劳累会导致身体机能下降、免疫力下降等问题，而过度的休息则会使身体机能逐渐衰退、失去活力。因此，在养生过程中要合理安排工作与休息的时间与强度，确保身体得到充分的休息与恢复。同时，在运动中也要注意适度原则，避免过度运动导致的身体损伤与疲劳积累。

动静结合，适量运动是一种科学健康的生活方式。它要求我们在日常生活中既要保持一定的身体活动量以促进健康和提高生活质量，又要注重休息和放松以维持身体的平衡和稳定。

通过合理的安排，平衡动与静之间的关系，我们可以更好地享受运动带来的乐趣与益处，并同时维护身心健康。

不沾陋习，戒烟限酒

如果你劝告一个人戒烟戒酒，他可能会反驳说："有些人吸烟喝酒能长寿，而有些人不抽烟不喝酒却疾病缠身，所以烟酒未必对身体有害。"你觉得这种观点正确吗？

烟酒的危害

吸烟喝酒危害身体健康，这是不争的事实。南通市统计局对 1141 名百岁老人进行过一项调查，结果显示：

76.86% 的百岁老人不抽烟不喝酒，其中男性 115 人，女性 762 人；

12.36% 的百岁老人一直吸烟或喝酒，其中男性 51 人，女性 90 人；

10.78% 的百岁老人过去吸烟喝酒而现在不吸烟不喝酒，其中男性 61 人，女性 62 人。

由此可见，不抽烟不喝酒的老人中长寿的人数更多，尽管存在个别特例，但我们不应将自己的健康置于风险之中，去赌那不确定的概率。

1. 吸烟的危害

吸烟是导致慢性支气管炎、肺气肿和肺癌的主要原因之一。香烟中的尼古丁等有害成分会损害肺部结构，影响肺功能，导致呼吸困难等症状。长期吸烟还会增加患肺癌的风险，这是因为烟草中含有多种致癌物质。

吸烟会影响心脏功能，导致心跳加快、血压升高，吸烟还是冠心病、心肌梗死等心血管疾病的重要危险因素。

吸烟会影响骨骼健康，导致骨质疏松，增加骨折的风险。

吸烟还会影响味觉和嗅觉，增加患口腔癌和喉癌的风险，烟雾中的有害物质还会对周围人群造成二手烟的危害。

2. 喝酒的危害

酒精会刺激胃肠黏膜，导致胃溃疡、胃炎等消化道疾病，长期饮酒还会影响人体对营养物质的吸收和利用。酒精主要在肝脏代谢，长期饮酒会导致酒精性肝病，包括脂肪肝、肝炎、肝硬化等，严重的酒精性肝病还可能导致肝衰竭和肝癌。

大量饮酒会导致酒精中毒，损害大脑功能，出现记忆力减退、注意力不集中等症状，长期饮酒还可能引发精神疾病，如抑郁症、焦虑症等。酒精还会损害心血管系统，增加患高血压、心脏病等心血管疾病的风险。长期饮酒还会影响内分泌系统，导致性激素水平紊乱，影响生殖健康。

戒烟限酒，健康生活

对于吸烟喝酒的人来说，戒烟限酒是件困难的事情，但是为了自身和他人的健康，就需要下定决心戒烟限酒，这是一个需要极大耐心、毅力和决心的过程。

1. 认识到烟酒的危害

深刻认识到吸烟和喝酒对健康的危害。吸烟可导致肺癌、心血管疾病、呼吸道疾病等多种严重疾病，而过量饮酒则可能引发肝病、神经系统疾病、消化系统疾病等。只有深刻认识到这些危害，才能激发起戒烟戒酒的坚定决心。

根据自己的情况，制订详细的戒烟戒酒计划。计划中应包括具体的行动步骤、时间安排和应对策略等。

2. 采用科学的方法

逐渐减量法：对于长期吸烟或喝酒的人来说，一下子完全戒除可能比较困难。可以采用逐渐减量的方法，逐渐减少每天的吸烟量和饮酒量，直到最终完全戒除。

替代疗法：在医生的指导下，可以使用一些替代疗法来减轻烟瘾和酒瘾的发作。比如尼古丁替代品（如尼古丁贴片、尼古丁咀嚼胶等）可以帮助缓解烟瘾；而对于酒瘾，则需要通过心理咨询和药物辅助等方式进行治疗。

3. 保持健康的生活方式

均衡饮食：多吃蔬菜水果等富含维生素和矿物质的食物，避免过多摄入高糖、高脂肪的食物。

适量运动：适量的运动可以促进身体健康，缓解压力和焦虑情绪，有助于减少对烟酒的渴望。

良好的作息：保持规律的作息时间，保证充足的睡眠和休息时间，有助于身体机能的恢复和调整。

4. 应对复吸和复饮

在戒烟戒酒的过程中，可能会遇到复吸和复饮的情况。这时要冷静分析原因，找出问题所在，并采取相应的措施加以解决，比如调整计划、寻求支持、加强心理暗示等。

烟酒的危害是多方面的，不仅会对吸烟者和饮酒者自身的健康造成损害，还会对周围人群造成危害。因此，为了自身和他人的健康，建议积极戒烟戒酒，养成良好的生活习惯。如果出现相关症状或不适，应及时就医并遵循医生的建议进行治疗。

小知识

尼古丁是烟草的重要成分，它对身体的危害是多方面的，主要包括：

尼古丁能刺激大脑释放多巴胺，产生精神放松的假象，长期吸食不仅会上瘾，还会损伤神经系统。这可能导致不同程度的语言、记忆、感觉等能力下降。若是青少年吸烟，尼古丁还会对大脑发育产生影响，对其注意力、学习、自控力等产生危害。

尼古丁能刺激血管收缩，加快心跳，升高血压，从而增加心血管疾病如高血压、中风等的发生率。尼古丁还会促进动脉粥样硬化，使心脏局部缺血或心绞痛，严重时甚至可能引发心脏疾病。

尼古丁通过鼻腔、喉咙、肺部等迅速被吸收，可能导致慢性阻塞性肺疾病、肺癌等呼吸系统疾病的发生。

尼古丁是一种高度成瘾的物质，长期吸食会产生强烈的依赖性。

起居有常，环保健康

《黄帝内经》云："法于阴阳，和于术数，食饮有节，起居有常，不妄作劳。"这是古人对养生保健的经验总结。这句话到底蕴含了什么道理呢？

法于阴阳

"法于阴阳"中的"法"，在此处作动词解，意为遵循、效法；"阴阳"则是中国古代哲学中用以解释万物生成、变化、发展的核心概念，代表着两种相反相成的力量或属性，如明暗、寒热、动静、升降等。"法于阴阳"不仅是中医学的重要原则之一，也是中国传统文化中的重要哲学思想。它强调人与自然界的和谐统一以及阴阳平衡的重要性。

阴阳是中医中一个重要的理念，中医学认为，人应顺应自然界的阴阳变化规律来调节自身的起居生活。例如，"日出而作，日落而息"就是遵循阴阳变化规律的一种表现。此外，还应根据四季的更替、天气的变化等因素来适时调整饮食、起居和情志等方面。

在疾病防治方面，"法于阴阳"强调要根据疾病的阴阳属性来制定治疗方案。如对于寒性疾病（阴病），应采用温热性的药物或方法来治疗；对于热性疾病（阳病），则应采用寒凉性的药物或方法来治疗。通过调节人体的阴阳平衡，达到治愈疾病的目的。

和于术数

"和于术数"中的"和"，意指和谐、适中、平衡，强调在养生过程中要遵循自然规律，保持身心的和谐统一；"术数"则是指各种养生技术、方法或技巧，包括导引、按摩、太极拳、五禽戏、针灸、药饵等。

古代导引术强调形、意、气三结合，通过有规律的呼吸、俯仰、手足屈伸等动作，来舒利关节、调和气血、旺盛机体新陈代谢，以祛病强身。如华佗的五禽戏和后世的八段锦、太极拳都源于此。

在运用各种养生方法时，要遵循和谐适中的原则，既不过度也无不及，保持身心的平衡状态。

食饮有节

"食饮有节"是中医养生学中的一个重要原则，它强调了饮食要有节制，适时适量。

饮食适时：按照一定的时间，有规律地进食。一般的饮食习惯是一日三餐，即早餐、午餐、晚餐，间隔时间为 4 ~ 6 小时。合理的时间安排与饮食物在胃肠中消化和吸收的时间比较吻合，符合饮食养生的要求。如果饮食不适时，或忍饥不食，或零食不断，均可导致胃肠功能紊乱，影响营养的吸收。

饮食适量：按照一定的量进食，饥饱适度。一日三餐中，早餐要保证其营养充足；午餐要吃好；晚餐要适量。合理的三餐分配是：早餐占全天总热能的30% ~ 40%；午餐占 30% ~ 40%；晚餐占 30% 左右。

起居有常

起居有常是中医养生学中的一个重要原则，它指的是人们的日常生活作息应该有一定的规律。这个原则强调人体应顺应自然界的四时阴阳变化规律，合理安排作息时间，以维护机体的阴阳平衡和生理健康。

具体来说，"起居有常"包括以下几个方面：

定时作息：每天按时起床、睡眠，保持足够的睡眠时间。这有助于调节人体的生物钟，使身体各系统处于最佳状态。

规律饮食：按时进食，不暴饮暴食，保持饮食的均衡和营养。合理的饮食习惯能够滋养身体，增强体质。

适度运动：根据个人的体质和兴趣，选择适合自己的运动方式，并坚持进行。运动能够促进血液循环，增强心肺功能，提高身体的抵抗力。

情绪稳定：保持心情愉悦，避免过度紧张和焦虑。良好的情绪状态有利于身体的健康，能够增强机体的免疫力。

环境适宜：居住环境应保持清洁、通风、安静，避免过冷、过热、潮湿等不良因素的影响。同时，注意保持工作和学习环境的舒适和有序。

不妄作劳

不妄作劳，首先强调的是不要过度劳累。过度劳累会导致身体各系统超负荷运转，长期下去会损害身体健康，引发各种疾病。因此，在工作和生活中要合理安排时间和任务，避免长时间连续工作或进行高强度的体力活动。

休息是恢复体力和精力的关键。在忙碌的工作或学习之余，要合理安排休息时间，保证充足的睡眠和适当的放松活动。这有助于缓解身体和心理的疲劳，提高工作和学习效率。

中医养生的思想告诉我们，若要身体健康，必须坚持科学养生，同时，也提醒我们要保持一颗平和的心态，不盲目追求所谓的"健康秘诀"或"灵丹妙药"，而是要根据自己的实际情况和需求来选择适合的养生方法。只有这样，才能真正达到身心健康、延年益寿的目的。

泡脚：简单保健好方法

在中医上，脚被认为是人体的第二心脏，脚底有大量穴位和反射区。经常泡脚，可以刺激这些反射区，起到促进血液循环、调节内分泌、增强人体免疫力的作用。

泡脚的几大好处

经过一天的工作或学习，泡脚成为放松身心的有效方式。它能有效缓解肌肉紧张，减轻身体疲劳，使人精神焕发。泡脚还能调节人体自主神经系统，促进深度睡眠。温热的刺激使身体放松、心灵宁静，有助于改善失眠、多梦等睡眠问题。

促进血液循环：泡脚时，温热的水能够扩张脚部血管，促进血液循环，使全身血液流通更加顺畅。其在缓解手脚冰凉、改善微循环、预防血栓形成等方面具有积极作用。

预防感冒：泡脚能促进身体排汗，有助于排出体内寒气，增强抵抗力，从而预防感冒等疾病的发生。在感冒初期，泡脚还能缓解鼻塞、头痛等症状。

缓解关节炎：关节炎病人常伴有关节疼痛、僵硬等症状。泡脚能促进关节部位的血液循环，缓解炎症，减轻疼痛，对关节炎病人有一定的辅助治疗作用。

预防心脑血管疾病：泡脚能加速血液循环，减少血管堵塞的风险，从而预防心脑血管疾病的发生。同时，泡脚还能调节血压，对高血压病人有一定的益处。

最佳泡脚时间

一般来说，晚上 9 点左右是泡脚的最佳时间，此时肾经气血较为衰弱，泡脚有利于滋补肾气，促进睡眠。但也可根据个人习惯和身体状况灵活调整，如工作一天后感到特别疲劳时，泡脚便是极好的放松方式。

泡脚时间不宜过长，一般每次泡脚 20 ~ 30 分钟即可。过长时间的泡脚可能会导致身体过度出汗，引起虚脱等不适症状。

水温与水量讲究

水温，建议控制在 38 ~ 45℃之间，以个人舒适为宜，避免过热导致烫伤或引起头晕。冬季可适当提高水温，夏季则可稍低。

水量，最好没过脚踝，至少覆盖到三阴交穴（位于小腿内侧，内踝尖上 3 寸处），以充分刺激经络，达到更好的养生效果。

适合泡脚的药材

一般来说，泡脚用清水即可，也可以根据个人体质和需求，加入适当的药材，达到养生保健的作用。适合泡脚的药材种类繁多，每种药材都具有其独特的功效，适用于不同的身体状况和需求。

1. 活血化瘀类

当归，具有活血止痛、补血调经的功效。用当归泡脚，对于缓解腿痛、女性痛经、月经不调等有一定的辅助作用。

红花，是菊科红花属植物红花的干燥花，属于中药材，具有活血通经、祛瘀止痛的功效。用红花泡脚可以促进血液循环，调理血瘀引起的下肢供血不足以及手脚冰冷等问题。

　　川芎、桃仁、丹参这些药材也常用于活血化瘀，对于气血瘀滞、疼痛等症状有一定的缓解作用。

2. 健脾利湿类

　　党参、白术、茯苓、山药，这些药材具有健脾益气的功效，能够增强脾胃功能，促进体内湿气的排出。用这些药材泡脚，有助于改善身体疲劳、食欲不振等症状。

3. 温热补气类

　　艾叶是最常见的泡脚药材之一，具有温经活络、祛湿散寒的功效。用艾叶泡脚能够促进新陈代谢，辅助去除体内湿寒，同时缓解关节疼痛也有一定的辅助作用。生姜和花椒也有温中散寒的作用。

泡脚需谨慎的人群

　　糖尿病足病人需谨慎，糖尿病病人易出现周围神经病变和血管病变，导致足部感觉减退、血液循环障碍。因此，糖尿病足病人在泡脚时需特别注意水温，避免烫伤，并定期检查足部皮肤有无破损或感染。

　　静脉曲张病人的静脉瓣膜功能受损，血液回流不畅。长时间泡脚可能导致下肢静脉扩张加重，血液淤积。心脏病病人泡脚时需谨慎，因为泡脚时全身血液循环加快，可能加重心脏负担。

　　孕妇泡脚时需避免水温过高和泡脚时间过长，以免影响胎儿健康。此外，孕妇在泡脚时不宜加入具有活血化瘀功效的中药材，以免引起流产或早产。

　　儿童足部皮肤娇嫩，泡脚时需注意水温控制，避免烫伤。同时，儿童在泡脚时不宜加入过多的中药材，以免对身体造成不良影响。家长应监督儿童泡脚过程，以确保安全。

　　老年人常伴有血液循环不畅、末梢神经感觉减退等问题。泡脚能有效改善这些问题，但老年人泡脚时也需注意水温控制，避免烫伤。同时，老年人泡脚时可适当加入具有温经散寒、活血通络功效的中药材，以增强养生效果。

　　泡脚作为一种简单而有效的养生方式，在促进健康、预防疾病方面具有重要作用。但不同人群在泡脚时需根据自身情况调整方法和注意事项，以确保安全有效地享受泡脚带来的益处。